中文翻译版

膝关节韧带损伤
——关节外手术

Knee Ligament Injuries
Extraarticular Surgical Techniques

原著者　Roberto Rossi
　　　　Fabrizio Margheritini

主　译　李众利　傅仰木

科学出版社
北京

图字：01-2018-2379

内 容 简 介

　　本书由世界多个国家和地区的运动医学协会、膝关节外科、骨科运动创伤专家共同编写完成。全书共分16章，系统介绍了膝关节解剖学、运动学、膝关节韧带损伤生物力学机制，重点介绍了膝关节前内侧和后外侧结构的急慢性损伤，以及合并前后交叉韧带损伤、复杂损伤的处理方法，涵盖了术前计划、影像学诊断、手术技术、术后随访等方面的最新知识、最新技术，同时讨论了东西方手术经验及术后康复训练方法，附有大量的参考资料和文献，客观公允地评价了膝关节韧带损伤的各种外科手术技术及治疗方案的优缺点，分享了作者的宝贵经验和临床心得体会。

　　本书适合广大运动医学专科、膝关节外科、创伤骨科医师等阅读参考。

图书在版编目(CIP)数据

膝关节韧带损伤：关节外手术 /（意）罗伯托·罗西（Roberto Rossi），（意）法布里齐奥·马尔盖里蒂尼（Fabrizio Margheritini）著；李众利，傅仰木主译. —北京：科学出版社，2018.6
书名原文：Knee Ligament Injuries Extraarticular Surgical Techniques
ISBN 978-7-03-057345-2

Ⅰ.膝… Ⅱ.①罗… ②法… ③李… ④傅… Ⅲ.膝关节－关节韧带－外科手术 Ⅳ.R686.5

中国版本图书馆CIP数据核字（2018）第087832号

责任编辑：王海燕 / 责任校对：张小霞
责任印制：赵 博 / 封面设计：吴朝洪

Translation from the English language edition:
Knee Ligament Injuries
Extraarticular Surgical Techniques
edited by Roberto Rossi and Fabrizio Margheritini
Copyright © SPRINGER Verlag Italia 2014
This Springer imprint is published by Springer Nature
The registered company is Springer-Verlag Italia S.r.l.
All Rights Reserved

科学出版社 出版
北京东黄城根北街16号
邮政编码：100717
http://www.sciencep.com

北京汇瑞嘉合文化发展有限公司 印刷
科学出版社发行　各地新华书店经销

*

2018年6月第　一　版　开本：889×1194 1/32
2018年6月第一次印刷　印张：7 5/8
字数：242 000

定价：88.00元
（如有印装质量问题，我社负责调换）

原著者简介

Roberto Rossi
毛里齐亚诺"翁贝托一世"医院
都灵
意大利

Fabrizio Margheritini
罗马"意大利广场"大学
罗马
意大利

《膝关节韧带损伤——关节外手术》译者名单

主　译　李众利　傅仰木
副主译　周　巍
译　者　王　琪　廖伟雄

译者前言

作为人体最复杂的负重关节,膝关节是运动损伤中发病率最高的部位,而膝关节韧带损伤更是临床中最常见的运动系统伤病之一。骨科医生处理膝关节疾病时需要掌握膝关节损伤机制的相关理论知识、膝关节解剖、影像学诊断、处理方法与技术。几十年来,随着人们对膝关节周围韧带(前后交叉韧带等)解剖学和运动学认识的不断深入、关节镜技术的普及推广,以及各种手术技术和固定材料的不断发展,骨科医生对前后交叉韧带损伤的治疗技术已经十分成熟。但对膝关节关节外韧带损伤的诊治仍存在诸多问题,治疗的时机和方法也存在争论,临床上膝关节关节外韧带损伤的治疗效果常常不尽如人意。

《膝关节韧带损伤——关节外手术》的出版,提高了骨科医生对软组织损伤的认识。本书围绕关节外韧带手术技术,涉及膝关节解剖学、运动学、膝关节前内侧和后外侧结构的急慢性损伤、合并前后交叉韧带损伤等内容,就术前计划、影像学诊断、手术技术、术后随访方面做了深入的分析,同时介绍了东西方手术经验及术后康复训练方法。本书实用性强,对初学者和有经验的医生都有较大的参考价值,是骨科医生学习和参考的一本很实用的专业著作。

本书由 Magellan 国际协会牵头,世界多个国家和地区的运动创伤医学协会共同完成。执笔者来自国际著名大学、医院或研究机构，均为从事专业临床与研究工作多年的专家。该书对于关节外韧带损伤的治疗观点，某种程度上代表了当今国际水平，具有很高的权威性。读者可以从中了解膝关节韧带损伤的系统知识、经典的诊疗方法与技术、膝关节韧带损伤治疗的现状与发展，以及作者们对各种问题的理解、经验与评价。

现我们将其译成中文，旨在让更多的中国骨科医生，特别是运动创伤医学专业医生能够直接阅览，了解国际最新的专业知识与技术，以便在临床实践中结合自己的经验，提高诊疗水平，为患者带来更多的益处。

由于时间紧迫，以及译者水平有限，尽管对技术内容的理解力求准确，但译文中仍难免出现欠妥之处，还望广大读者批评指正。

中国人民解放军总医院骨科副主任
中国人民解放军总医院关节镜运动医学中心主任
北京医学会骨科分会关节镜学组副组长
北京医学会运动医学分会副主任委员

李众利

原著前言

20世纪，关节外重建就已经用于处理前交叉韧带损伤，但主要是因为残留不稳，继发膝关节外侧和内侧间室退变的原因，这种技术并没有获得支持。因此，关节镜下关节内重建手术成为一种选择方法。然而，我们从许多临床和生物力学研究得知，所谓的关节内解剖重建手术，也不能完全恢复正常膝关节的运动学。因此，有些学者推荐关节外重建手术联合关节内技术。

本书深入描述了关节外手术技术，对膝关节后外侧角和后内侧角损伤的患者进行韧带重建，这些技术可能用得上。本书实用性强，"如何"操作对初学者和有经验的医生都有参考价值。许多手术技术涉及膝关节中央轴移，如前后交叉韧带。除手术细节外，对每个手术技术的适应证、术前计划、术后随访及并发症都进行了讨论。提供了许多手术技巧，并采用大量高质量的插图进行描述。

Fabrizio Margheritini
Roberto Rossi

致 谢

本书的写作，离不开众人的帮助，对于这些帮助过的人，我们给予最诚挚的谢意！

首先，感谢 Magellan 国际协会，将世界各地不同运动医学协会的出国留学学员和导师聚集在一起。在这个协会的会员中，有本书的参与者，感谢他们分享了自己的专业知识，我们相信这些都是关于关节周围不稳诊断治疗的最完全、最新的指南。本书的价值在于这些作者学识的体现。

其次，感谢家人的理解和支持，我们才能花时间集中写作。

我们同时也要感谢 Springer 出版社的同事审查整个出版过程，直到本书发行。

最后，我们要感谢 John A. Feagin 博士和 Werner Muller 博士，是他们的工作激发了写作本书的灵感。

目　录

第 1 章　膝关节外科有什么新内容？　　1
　一、髌股关节不稳　　2
　二、后外侧角损伤　　2
　三、内侧副韧带损伤　　3
　四、儿童前交叉韧带损伤　　3
　五、异体移植物组织　　4
　六、富含血小板血浆（PRP）　　4
　七、结论　　5

第 2 章　解剖和生物力学　　8
　一、内侧部分　　8
　二、外侧结构　　13

第 3 章　急性膝关节内侧和后内侧损伤　　22
　一、前言　　22
　二、损伤机制　　22
　三、分类、临床检查和影像学　　23
　四、适应证　　24
　五、非手术治疗　　25
　六、手术相关解剖　　26
　七、修复技术　　29
　八、结果　　31
　九、结论　　31

第4章　急性外侧和后外侧角损伤　35
　　一、入路　35
　　二、手术技术　39
　　三、技巧和要点　46
　　四、并发症　47
　　五、小结　48

第5章　慢性内侧损伤的手术方法　51
　　一、生物力学　51
　　二、临床相关性　53
　　三、临床表现　54
　　四、手术适应证和禁忌证　55
　　五、手术技术　56
　　六、术后治疗　60

第6章　慢性后内侧不稳定：重建技术　63
　　一、前言　63
　　二、解剖和生物力学　64
　　三、诊断　65
　　四、适应证　66
　　五、关节囊手术　67
　　六、重建手术　69
　　七、寻找等长点的技巧　74
　　八、作者更倾向的手术技术　76
　　九、术后处理　77
　　十、结果　77
　　十一、讨论和结果　77

第7章　慢性前外侧膝关节松弛：重建技术　83
　　一、前言　83
　　二、手术技术　84

三、结果　　90
　　四、讨论　　90
　　五、结论　　93

第8章　慢性外侧和后外侧松弛：重建技术　　99
　　一、前言　　99
　　二、手术技术　　100
　　三、手术入路　　103
　　四、要点　　109
　　五、并发症　　110
　　六、总结　　110

第9章　慢性后外侧角损伤的手术方法　　113
　　一、术前计划　　113
　　二、手术技术　　114
　　三、术后康复　　120
　　四、手术结果　　121
　　五、并发症　　122
　　六、结论　　122

第10章　胫骨高位截骨和周围不稳　　126
　　一、下肢离线和胫骨后倾　　126
　　二、适应证和胫骨高位截骨治疗周围不稳的原理　　128
　　三、手术技术　　129
　　四、结果　　135

第11章　ACL合并周围膝关节不稳：东方人的经验　　143
　　一、前言　　143
　　二、ACL重建术前和术后胫骨向前半脱位　　144
　　三、关节内、外重建的东方经验　　145
　　四、东方人保残手术的经验　　146
　　五、加强重建手术的东方经验　　147

六、总结　　　　　　　　　　　　148

第12章　ACL合并周围不稳：西方的经验　154
　　一、前言　　　　　　　　　　　　154
　　二、ACL重建+外侧成形术：手术技术　155
　　三、手术技巧　　　　　　　　　　159
　　四、结果　　　　　　　　　　　　161

第13章　PCL合并周围不稳　　　　166
　　一、前言　　　　　　　　　　　　166
　　二、PCL及复合损伤的诊断　　　　167
　　三、治疗　　　　　　　　　　　　168
　　四、结论　　　　　　　　　　　　177

第14章　急性膝关节脱位的治疗　　180
　　一、前言　　　　　　　　　　　　180
　　二、定义　　　　　　　　　　　　180
　　三、流行病学和损伤机制　　　　　181
　　四、分类　　　　　　　　　　　　181
　　五、初次评估和治疗　　　　　　　182
　　六、血管评估和处理　　　　　　　184
　　七、神经评估和处理　　　　　　　184
　　八、韧带评估　　　　　　　　　　186
　　九、影像诊断　　　　　　　　　　188
　　十、早期治疗　　　　　　　　　　188
　　十一、治疗需要考虑的因素　　　　190
　　十二、非手术治疗　　　　　　　　190
　　十三、手术治疗　　　　　　　　　191
　　十四、康复　　　　　　　　　　　196
　　十五、结论　　　　　　　　　　　198

目 录

第 15 章　慢性膝关节脱位的治疗　　205
　　一、体格检查　　205
　　二、影像学检查　　206
　　三、手术技巧　　206
　　四、麻醉　　207
　　五、选择移植肌腱　　207
　　六、关节镜　　208
　　七、皮肤切口　　209
　　八、康复锻炼　　214

第 16 章　术后治疗：康复　　220
　　一、阶段 1（0～6 周）　　221
　　二、阶段 2（6～10 周）　　224
　　三、阶段 3（10 周～6 个月）　　227
　　四、阶段 4（28～52 周）　　229
　　五、结论　　229

第 1 章

膝关节外科有什么新内容?

Matthew J. Boyle and Dean C.Taylor

通常说,"温故而知新"。近年来,传统的骨科解剖重建原则在膝关节外重建领域经历了一次复兴。膝关节外科医生在继续发展关节外加强手术以保护膝关节外解剖重建结构的同时,再次将注意力转向更接近正常的解剖修复。

相对于前交叉韧带(ACL)损伤,膝关节外重建在20世纪60年代末开始流行,此时,治疗ACL损伤的焦点从一开始解剖初次修复转向采用局部结构进行关节外重建术。早期的Slocum和Larson,Losee等、Ellison、Andrew和Sanders手术技术,企图利用膝关节外的生物力学来控制膝关节旋转稳定。随着对膝关节解剖、生物力学的进一步理解及技术的提高,ACL损伤的治疗现在已经发展为全关节内的解剖重建。然而,上述的早期关节外技术对于膝关节极度不稳或膝关节重建翻修手术,仍然是有用的。

与ACL损伤一样,对膝关节其他韧带损伤,已重新强调解剖重建手术。近来,在下述领域,学者对膝关节关节外重建的兴趣正在增加:髌股关节不稳的解剖重建、后外侧角损伤、内侧副韧带损伤、儿童ACL损伤,以及对异体肌腱和富含血小板血浆(PRP)的使用。

一、髌股关节不稳

对于合适的病人，内侧髌股韧带（MPFL）重建已经成为治疗髌股关节不稳的一种常用手术方法。最近，Fulkerson 和 Edgar 提出 MPFL 重建可能并非解剖重建。通过对膝关节内侧支持带深层的解剖分析，Fulkerson 和 Edgar 发现有一连续性的突出结构，从股四头肌远端肌腱深层延续至内收肌结节，形成了一个独立的内侧股四头肌腱-股骨韧带（MQTFL）。在他们发表的一系列文献中，对一组 17 例复发性髌骨不稳的患者，重建这一解剖结构，而不需要在髌骨钻孔，随访超过 12 个月，发现可以产生连续的髌股关节内侧稳定性。仍有必要对 MQTFL 的解剖以及功能的重要性进一步研究。

二、后外侧角损伤

虽然后外侧角（PLC）损伤合并 ACL 损伤的发病率高达 7.5%，但是这种合并伤通常易被漏诊。对于 PLC 损伤的认识不足和治疗不当，可增加 ACL 重建的应力，可能容易产生移植物失效。对于 ACL 合并 PLC 损伤的患者，PLC 的关节外解剖重建可以保护重建 ACL 的解剖和功能，获得最佳的效果。Kim 最近的一项研究显示，在一组 425 例患者中，与 393 例单纯的 ACL 损伤且单纯行 ACL 重建术的患者相比，32 例 ACL 合并 PLC 损伤并给予 PLC 解剖重建及 ACL 重建术的患者，胫骨前移明显减少，术后 2 年获得了相当满意的功能评分。有趣的是，在最近的一个队列研究中，Yoon 发现 PLC 重建术中，进行腘肌腱重建，并没有获得更好的效果。这表明了膝关节外科医生关注的重点仍然是恢复解剖，以使患者获得最佳的效果。

三、内侧副韧带损伤

早期的内侧副韧带（MCL）重建手术包括非解剖悬吊手术，往往导致术后残留松弛、膝关节活动度减少、患者满意度差。过去10年里，出现了许多更符合解剖的MCL重建术，代表性手术包括采用腘绳肌腱和新的固定器械进行MCL浅层重建。相对于早期手术，这些技术显示了更为满意的效果。然而，这些技术除了强调MCL浅层重建，却不能完全恢复膝关节后内侧结构。最近，LaPrade和Wujdicks联合挪威奥斯陆大学，进行定量解剖研究，静态和动态的生物力学研究，以进一步研究膝关节内侧解剖重建。LaPrade和Wujdicks技术包括MCL浅层的近端重建和远端重建及采用两根移植物进行后斜韧带（POL）重建。LaPrade和Wujdicks在一组28例MCL损伤的患者采用此解剖重建技术，术后平均随访18个月，发现恢复了外翻、外旋和内旋稳定性，患者的功能得到恢复。进一步内侧膝关节重建，应进行POL重建，这样才能真正获得解剖重建，并且获得术后最佳效果。

四、儿童前交叉韧带损伤

儿童ACL重建术的最佳技术仍然存在着大量的争议。尽管最近的文献显示，在Tanner 1阶段和Tanner 2阶段的儿童中，经骨骺ACL重建术能获得满意的效果，且并发症很低，但是，考虑到可能影响生长发育，因此对于儿童ACL损伤的患者，有些医生更愿意避开骨骺，采用非解剖或者关节外重建手术。Kennedy最近采用3种ACL重建手术：全经骨骺技术、经胫骨过顶（over-the-top）技术、髂胫束避开骨骺技术，在尸体上进行生物力学研究，企图为了避免骨骺损伤。所有技术都能一定程度上恢复膝关节稳定性。髂胫束重建手术能最好的恢复前后稳定性和旋转稳定性，尽管这一技术可能会在膝关节某些屈曲角度过度限制膝关节旋转。

五、异体移植物组织

在膝关节韧带重建中使用异体移植物组织，仍然是有争议的。骨科医生们对于异体移植物的生物力学特性的理解也在不断发展。在膝关节多韧带重建手术中，异体移植物仍然是一个很好的选择，因为可以增加移植物数量、减少供区并发症、同时缩短手术时间。考虑到供区并发症，单纯的 MCL 重建手术也是选择选择异体移植物的一个适应证。Marx 和 Hetsroni 最近发表了一项采用异体跟腱进行 MCL 重建手术，并且取得了满意的效果。尽管有这些令人满意的适应证，单纯 ACL 损伤采用异体移植物重建手术的优点，仍然不清楚。Spindler 在一项 378 例 ACL 重建手术患者的研究中，发现采用异体肌腱进行 ACL 重建术后 6 年，IKDC 和 IOOS 评分明显较差。

六、富含血小板血浆（PRP）

PRP 被引进骨科领域手术，是因为其可通过提高生长因子浓度来促进组织愈合，并减轻炎症反应，增加细胞募集、刺激血管再生。基础实验室研究已经表明 PRP 治疗可以应用于骨科的一些亚专科中，但是临床治疗效果仍然不清楚。膝关节韧带手术的 PRP 研究大多数集中在 ACL 重建术上。尽管基础研究结果令人满意，但不幸的是，只有 2 项随机试验进行了 PRP 的临床效果研究。Mirzatolooei 在一组 50 例采用自体腘绳肌腱 ACL 重建的随机对照研究中，采用 PRP 与否，对于术后胫骨、股骨骨道扩大，并没有明显差异性。Cervellin 在一组 40 例采用自体骨 - 髌腱 - 骨进行 ACL 重建手术患者的随机对照研究中，发现在移植物的髌骨和胫骨处使用 PRP 胶，在维多利亚运动医学机构评分稍微提高了，但是对于疼痛及供区愈合没有明显差异性。临床研究将继续进行，才能有力说服 PRP 在膝关节韧带重建中的应用。

七、结　论

随着生物力学和解剖学的发展并且在手术技术中得到应用，膝关节外重建术将进一步得到发展。本章列出了膝关节外科最新发展的纲要。

Magellan 骨科协会通过与世界上最有经验的骨科运动医学专家联合，在膝关节外科学的发展做出了重大的贡献。有经验的 Magellan 会员将在本书分章节提供膝关节损伤创新性的解决方法。

（傅仰木　李众利　译　李众利　校）

主要参考文献

[1] Slocum DB，Larson RL（1968）Pes anserinus transplantation.A surgical procedure for control of rotatory instability of the knee.J Bone Joint Surg Am 50：211-225

[2] Losee RE，Johnson TR，Southwick WO（1978）Anterior subluxation of the lateral tibial pla-teau.A diagnostic test and operative repair.J Bone Joint Surg Am 60：1015-1030

[3] Ellison AE（1979）Distal iliotibial band transfer for anterolateral rotatory instability of the knee.J Bone Joint Surg Am 61：330-337

[4] Andrews JR，Sanders R（1983）A "mini-reconstruction" technique in treating anterolateral rotatory instability（ALRI）.Clin Orthop Relat Res 172：93-96

[5] Trojani C，Beaufils P，Burdin G，Bussière C，Chassaing V，Djian P，Dubrana F，Ehkirch FP，Franceschi JP，Hulet C，Jouve F，Potel JF，Sbihi A，Neyret P，Colombet P（2012）Revision ACL reconstruction：influence of a lateral tenodesis.Knee Surg Sports

Traumatol Arthrosc 20: 1565-1570

[6] Fulkerson JP, Edgar C (2013) Medial quadriceps tendon-femoral ligament: surgical anatomy and reconstruction technique to prevent patella instability.arthrosc Tech 2: e125-e128

[7] Kim SJ, Choi DH, Hwang BY (2012) The infl uence of posterolateral rotatory instability on ACL reconstruction: comparison between isolated ACL reconstruction and ACL reconstruc-tion combined with posterolateral corner reconstruction.j Bone Joint Surg Am 94: 253-259

[8] Yoon KH, Lee JH, Bae DK, Song SJ, Chung KY, Park YW (2011) Comparison of clinical results of anatomic posterolateral corner reconstruction for posterolateral rotatory instability of the knee with or without popliteal tendon reconstruction.am J Sports Med 39: 2421-2428

[9] Laprade RF, Wijdicks CA (2012) Surgical technique: development of an anatomic medial knee reconstruction.clin Orthop Relat Res 470: 806-814

[10] Hui C, Roe J, Ferguson D, Waller A, Salmon L, Pinczewski L (2012) Outcome of anatomic transphyseal anterior cruciate ligament reconstruction in Tanner stage 1 and 2 patients with open physes.am J Sports Med 40: 1093-1098

[11] Kennedy A, Coughlin DG, Metzger MF, Tang R, Pearle AD, Lotz JC, Feeley BT (2011) Biomechanical evaluation of pediatric anterior cruciate ligament reconstruction techniques.am J Sports Med 39: 964-971

[12] Marx RG, Hetsroni I (2012) Surgical technique: medial collateral ligament reconstruction using Achilles allograft for combined knee ligament injury. Clin Orthop Relat Res 470: 798-805

[13] Spindler KP, Huston LJ, Wright RW, Kaeding CC, Marx RG, Amendola A, Parker RD, Andrish JT, Reinke EK, Harrell FE Jr, MOON Group, Dunn WR (2011) The prognosis and predictors of sports function and activity at minimum 6 years after anterior cruciate

ligament reconstruction: a population cohort study.Am J Sports Med 39: 348-359
[14] Mirzatolooei F, Alamdari MT, Khalkhali HR (2013) The impact of platelet-rich plasma on the prevention of tunnel widening in anterior cruciate ligament reconstruction using quadrupled autologous hamstring tendon: a randomised clinical trial.Bone Joint J 95: 65-69
[15] Cervellin M, de Girolamo L, Bait C, Denti M, Volpi P (2012) Autologous platelet-rich plasma gel to reduce donor-site morbidity after patellar tendon graft harvesting for anterior cruciate ligament reconstruction: a randomized, controlled clinical study.Knee Surg Sports Traumatol Arthrosc 20: 114-120

第 2 章

解剖和生物力学

Sven Scheffler

人膝关节周围可分为前、后、内、外侧部。

前部由髌腱和髌下（Hoffa）脂肪垫组成。它的主要功能是通过膝关节伸膝装置（如股四头肌腱）将上方大腿的力，沿着髌腱传至小腿。后部主要由后关节囊组成。腘肌从后方穿过关节囊下，止于比目鱼肌上方的胫骨。腓肠肌的内外侧头肌腱从关节后方由远向近走行，分别止于股骨远端和股骨外侧髁。

膝关节更重要的功能及常见的软组织损伤位置是内侧部分和外侧部分，将分成两个部分进行介绍。

一、内侧部分

（一）解剖

人膝关节内侧部分是由 3 层软组织组成。最浅表层 I 位于皮下，是由部分膝关深筋膜形成。从近端向远端，覆盖了缝匠肌和股四头肌，向前加强与内侧支持带汇合，向后形成膝关节深筋膜，向远端走行止于鹅足和胫骨骨膜（图 2-1a）。

第 II 层是膝关节最大的内侧结构，内侧副韧带浅层（SMCL）（图 2-1b）。SMCL 长 10～12cm。它起于股骨

第 2 章 解剖和生物力学

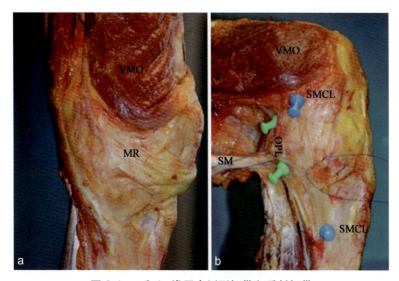

图 2-1　a 和 b. 浅层内侧副韧带和后斜韧带
SMCL. 浅层内侧副韧带；MR. 内侧支持带；OPL. 后斜韧带；SM. 半膜肌腱；VMO. 股内斜肌

内侧髁后上缘，呈扇形止于关节线下 5～7cm 的胫骨嵴，分为 2 个止点。胫骨近端止点止于半膜肌腱前支的前方。远端的骨性止点较大，从胫骨嵴前方一直延向后内侧。远端止点的后方，SMCL 反折与半膜肌腱胫骨扩张部汇合。SMCL 的股骨止点前方，与内侧髌股韧带（MPFL）相延续。MPFL 位于膝关节外的前内侧。据报道，MPFL 的长度约 55mm，宽度 3～30mm。在 MPFL 的近端有股内斜肌的止点。MPFL 通常仅仅呈现为走行于髌骨近端内侧缘至股骨内侧髁上方与收肌结节前下方之间增厚的筋膜层。在大收肌肌腱的股骨止点和 SMCL 间，存在软组织连接。3 块肌肉在膝关节后内侧相应止点处移行为腱性组织。最近端，大收肌肌腱止于收肌结节后近端的骨性突起。在大收肌肌腱的远端内侧，有筋膜增厚

9

扩展止于腓肠肌肌腱内侧头、后斜韧带的关节囊支和后内侧关节囊。在远端，腓肠肌内侧头止于腓肠肌结节的近后方。在大收肌肌腱止点处有一厚的筋膜，沿着后斜韧带（POL）关节囊支止点的内后方有一薄的筋膜。在最远端，半膜肌腱的止点位于胫骨的内侧和后内侧处。远端止点的前支位于 SMCL 近端止点的深面，SMCL 在胫骨关节线下远端的止点为椭圆形。半膜肌腱的一分支，直接连接在胫骨后内侧处。

第三层是由内侧关节囊组成。在后方，斜行纤维与第二层汇合，形成增厚的内侧副韧带深层（DMCL），位于 SMCL 下方，从股骨髁通过内侧半月板延伸至胫骨。DMCL 分成半月板胫骨止点和半月板股骨止点，向后反折与 SMCL 相汇合。后内侧关节囊（PMC）是由第 Ⅱ 和 Ⅲ 层的致密组织组成。股骨止点位于收肌结节。有些学者发现在 PMC 有韧带样结构，并且命名为后斜韧带（POL）。DMCL 的后缘反折形成 POL 中间支，恰好位于 SMCL 后缘的后方。POL 由 3 个附着于半膜肌腱的筋膜组成，分为关节囊支、中间支和浅表支。中间支和浅表支相互汇合，位于收肌结节后下方止点和腓肠肌结节前下方止点。在远端，浅表支平行于 SMCL 后缘走行，与半膜肌腱远端汇合。最强的中间支向远端止于内侧半月板的后内侧、后内侧关节囊和胫骨后内侧。第三层Ⅲ在 SMCL 的前方与第Ⅰ层汇合止于内侧支持带。

鹅足肌腱位于Ⅰ和Ⅰ～Ⅲ层，在远端连接胫骨近端的前内侧部分。鹅足是由缝匠肌、股薄肌和半腱肌在胫骨近端组成。

（二）生物力学

膝关节内侧结构和后内侧结构在膝关节外翻应力、内外旋转、前后抽屉应力的全程活动中，均受应力作用。膝关节内侧结构之间承担不同的应力，可表现为对不同应力负载的初级或次级限制作用。膝关节内侧副韧带浅层被认为是限制膝关节外翻的主要结构（图2-2）。Griffith发现SMCL不是作为一个整体结构起作用的，远端部分受力比近端部分大，尤其是在屈曲＞20°时更明显，而SMCL近端在各屈曲角度受力均大致相当。这种力学传递的差异，导致SMCL胫骨远端止点的解剖结构不同，其止点直接止在胫骨，因此，将力直接传递至骨；相反，近端止点仅止于软组织，使其力分散相对更均匀。SMCL近端和远端的力学测试显示：远端MCL可以承受相对近端更高的力（远端SMCL力学承受约为500N，刚度约为63N/mm；近端承受力约为85N，刚度约为17N/mm）。SMCL不同部分的功能对SMCL重建手术可能有指导意义。SMCL的主要功能是当膝关节外旋，尤其是屈曲角度增加时，对抗外翻应力的作用；它还作为辅助稳定装置，协同ACL和PCL限制胫骨前、后移位。后斜韧带（POL）对后内侧关节囊起加强作用（图2-2）。它主要对抗伸直位外翻应力。它最大承受力大约为250N，刚度大约为40N/mm。SMCL在外旋位起稳定作用，而POL主要是在胫骨内旋位起稳定作用。在内旋时，随着屈曲角度增加，SMCL和POL之间存在着相互作用力，提示着这两种结构存在相互协同作用。同时，在膝关节交叉韧带完整时，POL在膝关节整个活动过程中，对胫骨的前移和后移起到次要的限制作用；特别在韧带损伤情况下，这种限制作用更明显。内侧副韧带深层（DMCL）力学上明显低于SMCL（承受力约为100N，刚度约为28N/mm）。DMCL是对抗膝关节外翻的次级结构，在整个屈曲过程中，其半月板股骨部分起作用；在屈曲60°，主要是半月板胫骨部分起作用。在屈曲30°～90°，DMCL的作用是对抗屈曲外旋。

半膜肌腱是通过腘斜韧带对后关节囊起直接稳定作用；腘肌通过纤维扩张至半膜肌腱,间接与半膜肌共同起作用(图2-2)。

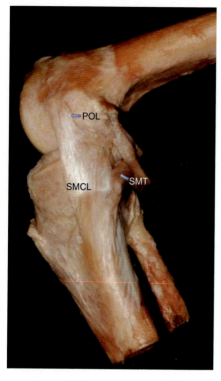

图2-2 膝关节内侧解剖

POL. 后斜韧带；SMCL. 浅层内侧副韧带；SMT. 半膜肌腱

作为动力性稳定装置，半膜肌加强了膝关节后方和后内侧的稳定；在膝关节屈曲过程中，拮抗向内扭转和外翻应力。半膜肌和腘肌共同维持胫骨后方稳定性。半膜肌腱附着于内侧半月板后角，在膝关节屈曲时，将半月板向后牵拉，避免屈曲过程中半月板损伤。

内侧髌股韧带（MPFL）在膝关节从伸直位到屈曲30°时，主要限制髌骨向外移位，提供的牵拉力平均为208N。在膝关节完全伸直时，内侧支持带紧张，屈曲时松弛，对髌骨外侧稳定起到11%作用。MPFL将髌骨牵向中线从而进入滑车，对髌股关节的力线起着重要的作用。

二、外侧结构

(一) 解剖

与内侧结构相似,膝关节外侧分为不同层次的软组织,构成了后外侧复合体(PLC)。

表层是指位于皮下的髂胫束。髂胫束有筋膜样结构,覆盖于它的深层,止于股骨外侧髁上结节,反折于外侧肌间隙中(图2-3)。通常这一层称为"Kaplan 纤维"。髂胫束纤维向内走行至腓肠肌外侧和跖肌,在膝关节外侧返折与股二头肌短头汇合。髂胫束的这些扩张部分也被称作"关节囊-骨层",在膝关节起着前外侧韧带作用。髂胫束向外侧止于胫骨结节外侧的 Gerdy 结节(图 2-3)。

在髂胫束的内侧下面,是股二头肌腱长、短头。股二头肌长头腱分成两部分止于骨。止于腓骨尖的直接支覆盖了外侧副

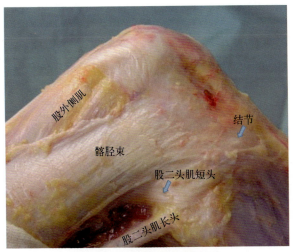

图 2-3 外侧间隙的浅层结构

韧带（LCL）的腓骨止点部分。前支走行于LCL外侧，止于胫骨平台外侧。股二头肌长短头与LCL后外侧部分之间由腱膜扩张部连接。股二头肌短头有三个肌腱部分组成。关节囊支从肌腱的主体部分向后外侧关节囊走行，止于腓骨头尖端的外侧。距腓韧带是由关节囊支远端组成。前支止于胫骨近外侧LCL与半月板胫骨连接部分之间。通常，ACL损伤伴有胫骨前外侧撕脱骨折，称为"Segond骨折"。分辨股二头肌腱非常重要，因为腓总神经位于后方、腓骨颈远端1.5～2cm，向腓骨头后外侧远端走行。

外侧副韧带（LCL）是关节外结构，长约70mm。LCL止于腓骨头外侧，位于股二头肌长头下。LCL的股骨止点位于股骨外髁后方（图2-4）。

腘肌腱裂孔位于LCL股骨止点远端。随着膝关节屈曲，腘肌腱裂孔更明显。腘肌腱向前、向远端止于股骨外髁和LCL股骨止点，是关节内结构（图2-4）。腘肌腱远端的关节内部

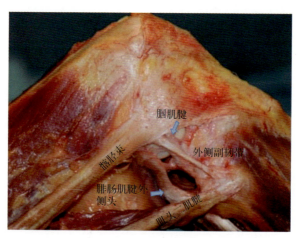

图2-4　外侧副韧带

分通过腘肌腱裂孔,分为外侧半月板支,即所谓的腘 - 半月板筋膜,这是外侧半月板的动力性稳定装置。腘肌腱从冠状韧带出关节腔,在后外侧角与腘肌筋膜相连,许多韧带的止点均止于此处。腘肌腱的腓骨止点是由腘腓韧带的前后方部分组成。腘腓前韧带从肌肉腱腹结合部外上经内侧 LCL 走行至腓骨。腘腓后韧带在腓骨颈下方从腘肌腱向远端走行。腘肌胫骨部分的前表面有另一肌腱的止点,位于后交叉韧带中央窝外侧。腘肌腱胫骨止点被称为肌肉筋膜止点。

胫骨、腓骨和外侧半月板这些止点统称为腘肌复合体。最终,腘肌腱在腘窝处与腘肌汇合,止于胫骨近端后内侧。

在 LCL 的股骨止点后上方,腓肠肌外侧头明显增厚,反折与后关节囊半月板股骨部分汇合。腘腓韧带向腓肠肌外侧头扩张,进一步提供后外侧稳定。

关节囊在膝关节外侧分为前侧、外侧、后侧三部分。前部分从髌腱扩展至腘肌腱股骨止点前缘;关节囊外侧部分从这延伸至腓肠肌腱外侧止点。后关节囊部分附着于股骨外髁关节面边缘的股骨近端。

在后关节囊上方的结构有腘斜韧带(Winslow 韧带),是由半膜肌腘斜韧带扩张部和后斜韧带关节囊支组成。这两个结构起于膝关节内侧,向前于腓肠肌内侧头汇合,形成腘斜韧带。此韧带在膝关节矢状面上经过 PCL 胫骨止点水平,止于腓骨内下缘和外侧关节囊。

(二)生物力学

许多生物力学研究分析了膝关节外侧和后外侧结构(PLC)的功能和生物力学机制。被大多数人接受的是,这些结构主要限制内翻和胫骨外旋作用,其次辅助 PCL,限制胫骨后移。

PLC 和 PCL 有着密切的力学关系。当 PCL 完整时，PLC 是膝关节接近伸直位时，对胫骨后移的主要限制装置。PCL 损伤时，在膝关节伸直和屈曲状态，胫骨后移应力增大，后外侧结构受力显著增高，如同时伴有 PLC 失效，则出现明显的后方不稳定。同样，当 PLC 损伤时，PCL 后方受力也明显增加。腘肌是防止后方不稳的重要动力稳定装置，特别是当 PCL 完整膝关节伸直时，这种作用更明显。PCL 缺失的膝关节，腘肌腱可以使胫骨后移可以减少 36%。这些发现可以使我们理解准确鉴别膝关节损伤程度的重要性，尤其是对于外侧损伤，辨别是单个结构损伤还是复合损伤，由此决定重建哪些结构，以恢复正常的膝关节后方稳定性。

外侧副韧带生物力学作用和 MCL 相似。其在所有屈曲角度中，对抗膝关节外侧间隙打开（内翻应力），在屈曲 30° 时受力最大。在屈曲 30° 时，需要内翻应力达 300N，才能使得 LCL 撕裂。后外侧结构对于内翻应力提供额外的对抗不稳定作用，尤其是在 PCL 损伤情况下。PCL 重建后，而 PLC 损伤时，可导致明显的内翻旋转畸形，因此，对于膝关节外侧各种结构的损伤的准确诊断，非常重要。膝关节外侧结构的动力性稳定装置：髂胫束、股二头肌和腓肠肌外侧头，相对于前面所提的结构，对抗内翻应力仅起了一小部分作用。

膝关节后外侧复合体和 LCL 是对抗膝关节外旋的主要结构。LCL 在屈曲 0°～30° 时起主要作用。当膝关节屈曲 > 90°，腘肌腱和腘腓韧带对抗膝关节外旋的力量较高。这些结构和 PCL 的复杂关系可以通过下述试验来理解：对 PCL 损伤的膝关节，将后外侧结构切断可导致明显的外旋不稳，尤其是在屈曲 90° 时更明显。膝关节内旋的主要对抗结构位于膝关节内侧，而 PLC 对于内旋稳定性起到的作用非常小。

总之，了解膝关节外侧结构的解剖和生物力学，对于诊断膝关节外侧哪个结构损伤，起着关键性作用。如果具备手术适应证，全面了解解剖对于成功恢复膝关节外侧和后外侧结构的功能，至关重要。

（傅仰木　李众利　译　李众利　校）

主要参考文献

[1] Amis AA，Firer P，Mountney J，Senavongse W，Thomas NP（2003）Anatomy and biomechan-ics of the medial patellofemoral ligament. Knee 10：215-220

[2] Baldwin JL（2009）The anatomy of the medial patellofemoral ligament. Am J Sports Med 37：2355-2361

[3] Bicos J，Fulkerson JP，Amis A（2007）Current concepts review：the medial patellofemoral liga-ment.Am J Sports Med 35：484-492

[4] Desio SM，Burks RT，Bachus KN（1998）Soft tissue restraints to lateral patellar translation in the human knee.Am J Sports Med 26：59-65

[5] Griffi th CJ，LaPrade RF，Johansen S，Armitage B，Wijdicks C，Engebretsen L（2009）Medial knee injury：part 1，static function of the individual components of the main medial knee structures.Am J Sports Med 37：1762-1770

[6] Griffi th CJ，Wijdicks CA，LaPrade RF，Armitage BM，Johansen S，Engebretsen L（2009）Force measurements on the posterior oblique ligament and superfi cial medial collateral ligament proximal and distal divisions to applied loads.Am J Sports Med 37：140-148

[7] Grood ES，Noyes FR，Butler DL，Suntay WJ（1981）Ligamentous and capsular restraints pre-venting straight medial and lateral laxity in intact human cadaver knees.J Bone Joint Surg Am 63：1257-1269

[8] Harner CD，Höher J，Vogrin TM，Carlin GJ，Woo SL（1998）The effects of a popliteus muscle load on in situ forces in the posterior cruciate ligament and on knee kinematics.A human cadaveric study.Am J Sports Med 26：669-673

[9] Harner CD, Vogrin TM, Höher J, Ma CB, Woo SL (2000) Biomechanical analysis of a poste-rior cruciate ligament reconstruction. Defi ciency of the posterolateral structures as a cause of graft failure. Am J Sports Med 28: 32-39

[10] Hinterwimmer S, Baumgart R, Plitz W (2002) Tension changes in the collateral ligaments of a cruciate ligament-defi cient knee joint: an experimental biomechanical study.Arch Orthop Trauma Surg 122: 454-458

[11] Höher J, Harner CD, Vogrin TM, Baek GH, Carlin GJ, Woo SL (1998) In situ forces in the posterolateral structures of the knee under posterior tibial loading in the intact and posterior cruciate ligament-defi cient knee.J Orthop Res 16: 675-681

[12] Hughston JC (1994) The importance of the posterior oblique ligament in repairs of acute tears of the medial ligaments in knees with and without an associated rupture of the anterior cruciate ligament.Results of long-term follow-up.J Bone Joint Surg Am 76: 1328-1344

[13] Hughston JC, Eilers AF (1973) The role of the posterior oblique ligament in repairs of acute medial (collateral) ligament tears of the knee.J Bone Joint Surg Am 55: 923-940

[14] Kaplan EB (1962) Some aspects of functional anatomy of the human knee joint.Clin Orthop 23: 18-29

[15] Kaplan EB (1958) The iliotibial tract: clinical and morphological signifi cance.J Bone Joint Surg Am 40-A: 817-832

[16] Kaplan EB (1961) The fabellofi bular and short lateral ligaments of the knee joint.J Bone Joint Surg Am 43-A: 169-179

[17] Kennedy JC, Fowler PJ (1971) Medial and anterior instability of the knee.An anatomical and clinical study using stress machines.J Bone Joint Surg Am 53: 1257-1270

[18] LaPrade RF (2005) Mechanical properties of the posterolateral structures of the knee.Am J Sports Med 33: 1386-1391

[19] LaPrade RF (2004) Force measurements on the fi bular collateral ligament, popliteofi bular liga-ment, and popliteus tendon to applied

loads.Am J Sports Med 32: 1695-1701
[20] LaPrade RF, Engebretsen AH, Ly TV, Johansen S, Wentorf FA, Engebretsen L (2007) The anatomy of the medial part of the knee.J Bone Joint Surg Am 89: 2000-2010
[21] LaPrade RF, Ly TV, Wentorf FA, Engebretsen L (2003) The posterolateral attachments of the knee: a qualitative and quantitative morphologic analysis of the fi bular collateral ligament, popliteus tendon, popliteofi bular ligament, and lateral gastrocnemius tendon. Am J Sports Med 31: 854-860
[22] Lobenhoffer P, Posel P, Witt S, Piehler J, Wirth CJ (1987) Distal femoral fi xation of the ilio-tibial tract.Arch Orthop Trauma Surg 106: 285-290
[23] Loredo R, Hodler J, Pedowitz R, Yeh LR, Trudell D, Resnick D(1999) Posteromedial corner of the knee: MR imaging with gross anatomic correlation.Skeletal Radiol 28: 305-311
[24] Müller W (1982) The knee.Form, function, and ligament reconstruction.Springer, New York BHN (eds)
[25] Nielsen S, Rasmussen O, Ovesen J, Andersen K (1984) Rotatory instability of cadaver knees after transection of collateral ligaments and capsule.Arch Orthop Trauma Surg 103: 165-169
[26] Phisitkul P, James SL, Wolf BR, Amendola A (2006) MCL injuries of the knee: current con-cepts review.Iowa Orthop J 26: 77-90
[27] Robinson JR, Bull AMJ, Thomas RRD, Amis AA (2006) The role of the medial collateral ligament and posteromedial capsule in controlling knee laxity.Am J Sports Med 34: 1815-1823
[28] Sakane M, Livesay GA, Fox RJ, Rudy TW, Runco TJ, Woo SL(1999) Relative contribution of the ACL, MCL, and bony contact to the anterior stability of the knee.Knee Surg Sports Traumatol Arthrosc 7: 93-97
[29] Sanchez AR, Sugalski MT, LaPrade RF (2006) Anatomy and biomechanics of the lateral side of the knee.Sports Med Arthrosc 14:

2-11

[30] Seebacher JR, Inglis AE, Marshall JL, Warren RF (1982) The structure of the posterolateral aspect of the knee.J Bone Joint Surg Am 64: 536-541

[31] Segond P (1879) Recherches cliniques et expérimentales sur les épanchements sanguins du genou par entorse.progres Med 7: 297-299, 319-321, 340-341

[32] Sims WF (2004) The posteromedial corner of the knee: medial-sided injury patterns revisited.Am J Sports Med 32: 337-345

[33] Terry GC, Hughston JC, Norwood LA (1986) The anatomy of the iliopatellar band and ilio-tibial tract.Am J Sports Med 14: 39-45

[34] Terry GC, LaPrade RF (1996) The biceps femoris muscle complex at the knee.Its anatomy and injury patterns associated with acute anterolateral-anteromedial rotatory instability.Am J Sports Med 24: 2-8

[35] Veltri DM, Deng XH, Torzilli PA, Warren RF, Maynard MJ (1995) The role of the cruciate and posterolateral ligaments in stability of the knee.A biomechanical study.Am J Sports Med 23: 436-443

[36] Vogrin TM, Höher J, Arøen A, Woo SL, Harner CD (2000) Effects of sectioning the postero-lateral structures on knee kinematics and in situ forces in the posterior cruciate ligament.Knee Surg Sports Traumatol Arthrosc 8: 93-98

[37] Warren LF, Marshall JL (1979) The supporting structures and layers on the medial side of the knee: an anatomical analysis.J Bone Joint Surg Am 61: 56-62

[38] Watanabe Y, Moriya H, Takahashi K, Yamagata M, Sonoda M, Shimada Y, Tamaki T (1993) Functional anatomy of the posterolateral structures of the knee.Arthroscopy 9: 57-62

[39] Wijdicks CA, Ewart DT, Nuckley DJ, Johansen S, Engebretsen L, LaPrade RF (2010) Structural properties of the primary medial knee ligaments.Am J Sports Med 38: 1638-1646

[40] Wijdicks CA, Griffith CJ, LaPrade RF, Spiridonov SI, Johansen S,

Armitage BM, Engebretsen L (2009) Medial knee injury: part 2, load sharing between the posterior oblique ligament and superficial medial collateral ligament.Am J Sports Med 37: 1771-1776

[41] Wymenga AB, Kats JJ, Kooloos J, Hillen B (2005) Surgical anatomy of the medial collateral ligament and the posteromedial capsule of the knee.Knee Surg Sports Traumatol Arthrosc 14: 229-234

第 3 章

急性膝关节内侧和后内侧损伤

Davide Edoardo Bonasia，Roberto Rossi，Federica Rosso，Umberto Cottino，Corrado Bertolo，and Filippo Castoldi

一、前　　言

　　膝关节内侧副韧带（MCL）复合体损伤是最常见的韧带损伤。准确的查体和分类以及影像学是正确诊断的基础，对于治疗这些损伤非常重要的。如果急性期处理得当，这些损伤不会导致慢性膝关节内侧不稳，也没必要进行内侧复合体的重建手术。MCL 复合体解剖和生物力学的准确认识，对取得良好治疗效果非常重要。MCL 复合体的静止部分可以被认为是由 3 个连接结构组成：MCL 浅层（SMCL）、MCL 深层（DMCL）和后斜韧带（POL），POL 反折与前两种结构汇合。为了准确地描述膝关节内侧解剖结构，作者将在此书专门列出章节来描述。本章将对 MCL 复合体损伤的不同方面进行综述，包括损伤机制、临床检查、分类、影像学、适应证、非手术治疗、手术解剖、修复技术和治疗结果。

二、损伤机制

　　单纯的 MCL 复合体损伤主要是由两种损伤机制引起的。

最常见的损伤机制是足固定时膝关节外侧来的直接暴力,产生直接外翻应力(如足球、橄榄球等接触性运动损伤)。尽管 MCL 复合体结构损伤的顺序存在着争议,但是 SMCL 和 DMCL 损伤发生在 POL 损伤前。

第二种损伤机制包括外翻应力伴随胫骨外旋(如篮球、足球和滑冰等剪切轴移运动)。这种损伤机制,往往首先导致 POL 和后内侧角损伤,再出现 MCL 深层和浅层损伤。两种损伤机制也可导致膝关节其他结构发生损伤的风险增高(主要是 ACL、PCL 和半月板)。

Sims 和 Jacobson 分析了 93 例膝关节内侧孤立结构或多结构复合损伤的手术,从而对膝关节内侧损伤的类型进行描述。发现 99% 病例出现 POL 损伤,SMCL 损伤占 33%,DMCL 占 25%,半膜肌腱扩张部损伤占 70%,半月板胫骨韧带和半月板股骨韧带占 83%,半月板损伤占 43%。73 例膝关节合并 ACL 损伤,合并 PCL 损伤有 2 例。71% 病例出现 POL 局灶性损伤(股骨端 32%,间质损伤 12%,胫骨端 27%),29% 病例出现多处损伤。93 例膝关节中,SMCL 局灶性损伤占 27%(股骨端 11%,间质损伤 1%,胫骨端 15%),6% 病例出现多处损伤。40 例膝出现半月板损伤(20 例周围损伤,17 例体部损伤,3 例周围和体部均损伤)。

三、分类、临床检查和影像学

在 MCL 损伤的诊断中,学者更倾向于 Fetto 和 Marshall 分类方法。这种分类方法将膝关节内侧损伤分为:1 级(没有外翻松弛),2 级(屈曲 30° 外翻松弛),3 级(在 0° 和屈曲 30° 均有外翻松弛)。在各个方向进行查体,检查膝关节稳定性,评估前后不稳,侧方不稳和旋转不稳。

从定义上讲,患者膝关节内侧损伤在外翻应力下会出现内侧松弛。检查者应该在膝关节屈曲 0°和 30°分别检查。单纯的 SMCL 损伤，在膝关节屈曲 30°时，外侧关节间隙最大。膝关节完全伸直关节间隙增大，意味着关节囊损伤、POL 损伤，或两者均损伤。MCL Ⅲ级损伤通常伴有其他韧带损伤（主要是 ACL 损伤）。

其他的体格检查方法是结合旋转在膝关节不同屈曲角度进行，目的是区分 MCL 和 MCL/PMC 损伤。其中最常用的方法是足外旋屈膝 30°外翻应力下检查。前内侧旋转不稳（AMRI）提示 PMC 损伤。AMRI 是通过胫骨中立位和胫骨外旋位前抽屉试验来检查的。胫骨外旋时前移增加提示 AMRI。外旋增加和 AMRI 提示 PMC 损伤且可能合并 ACL 损伤。

应行膝关节负重位正侧位片。如果出现外翻，应进行全长负重位 X 线检查。MRI 对于诊断合并骨和软组织损伤有帮助（前后交叉韧带、后外侧角、半月板），同时可以对内侧和后内侧韧带损伤的位置和损伤程度进行判定。然而，MRI 往往对于评估韧带结构损伤的敏感性过高。

四、适应证

急性期（＜3 周），单纯的 MCL 或复合伤Ⅰ～Ⅱ级损伤，绝大多数可采取非手术治疗，但是对于单纯 MCL 或复合伤Ⅲ级损伤的治疗却存在争议。如果是单纯的 MCL Ⅲ级损伤，可行非手术治疗，内翻或中立位固定。另一方面，对于严重外翻畸形，撕脱骨折，MCL 损伤累及关节内的患者，应该考虑手术治疗。

对于 ACL 合并 MCL Ⅲ级损伤的患者，治疗也存在争议。第一选择是先对 MCL 进行非手术治疗，延期行 ACL 重建手术。如果进行 ACL 重建后，与对侧相比膝关节患侧的内侧开口＞4mm，应该考虑 MCL 重建或者关节囊手术。或者，先行早期的 ACL 重建手术，然后进行 MCL 保守治疗。最后，合并 ACL 损伤的患者进行急性期修复 MCL，同时重建 ACL 也可以考虑。

对于合并 ACL、PCL 和 MCL Ⅲ级损伤患者的治疗存在争议。不同的选择方法包括：① MCL 保守 + 延期 PCL/ACL 重建；②急性期修复 MCL/PCL 重建 + 延期 ACL 重建；③急性期 MCL 修复 /ACL/PCL 重建。

五、非手术治疗

当对 MCL 复合体损伤采取非手术治疗时，研究者更青睐于 Edson 的治疗方案。

1.MCL Ⅰ级损伤　应使患者在可以耐受情况下负重，必要时使用拐杖。只要能够忍受，应进行主动的 ROM 训练。可以耐受情况下，进行主动力量训练。可以忍受范围内，逐渐进行敏捷性练习，本体感觉，特定的运动训练。当力量、敏捷性、本体感觉恢复到与对侧相同时，可以重返正常运动。

2.MCL Ⅱ级损伤　长腿支具固定，扶拐离床进行负重行走练习。根据疼痛、外翻畸形和下肢解剖力线情况，支具固定在伸直位 1～2 周。当患者步行无疼痛时，即可不再使用拐杖。主动 ROM 训练应立即进行。可对股四头肌进行电刺激，同时进行单纯直腿抬高练习。第 3 周可以将长腿支具打开，鼓励完全负重训练。严重的 MCL Ⅱ级损伤支具需要固定 6 周。一旦完全活动范围和功能力量获得后，应开始进行本体感觉和敏捷性训练。

3.MCL Ⅲ级损伤　根据关节的解剖力线，长腿支具固定在伸直位 3～6 周。外翻畸形的 3 周内不负重。无外翻畸形（力线中立或内翻）的可以足尖部分负重，同时开始每天 2～3 次，去除支具，进行 ROM 练习；外翻畸形的，3 周后方可进行上述练习。6周内均应进行力量训练,练习股四头肌收缩、直腿抬高、电刺激等。闭链运动依据患者负重情况,应尽早进行。

六、手术相关解剖

LaPrade及同事详细描述了膝关节内侧解剖(图3-1和图3-2)。膝关节内侧结构包括:①骨性标记(股骨内髁、收

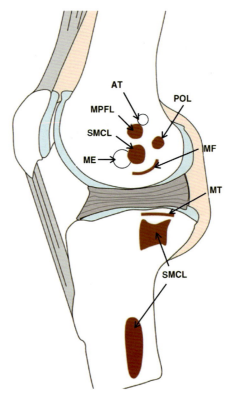

图3-1 膝关节内侧观:止点位置(摘自Bonasia等)
AT. 内收肌;ME. 内侧髁;SMCL. 线层内侧副韧带;MPFL. 内侧髌股韧带;POL. 后斜韧带;MF. 半月板股骨韧带;MT. 半月板胫骨韧带

肌结节、股骨腓肠肌结节、内侧胫骨平台、髌骨内侧）；②韧带（内侧副韧带浅层、内侧副韧带深层、后斜韧带、内侧髌股韧带、后内侧关节囊）；③肌腱（大收肌、腓肠肌内侧头，半膜肌和鹅足）。

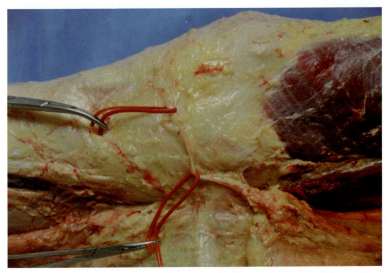

图 3-2　隐神经和隐神经髌下支

SMCL（图 3-1 和图 3-3）有 1 个股骨止点和 2 个胫骨止点（近端和远端）。股骨止点为椭圆形，位于股骨内髁近端 3.2mm、后方 4.8mm。胫骨近端止点主要是软组织，与半膜肌腱前支汇合。SMCL 胫骨远端止点位于胫骨后内侧嵴的前方，胫骨近端止点的平均距离为距胫骨关节线下 12.2mm。胫骨远端止点距离股骨止点平均距离为 94.8mm，距离胫骨关节线下平均为 61.2mm。胫骨远端止点和胫骨近端止点平均距离为 49.2mm。

dML（图 3-1 和图 3-3）是内侧关节囊的增厚部分。DMCL

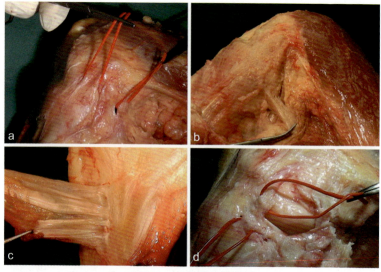

图 3-3　内侧膝关节解剖

a. SMCL（左侧线圈）和 POL（右侧线圈）；b. 半膜肌腱（被 Kelly 钳夹起）；c. SMCL 远端止点（去除鹅足止点后）；d. DMCL 带着的半月板股骨（近端线圈）和半月板胫骨韧带（远端线圈）

由半月板股骨韧带（MF）和半月板胫骨韧带（MT）组成。MF 韧带比 MT 韧带长，止点位于股骨内髁远端、后方 15.1mm。MT 韧带比较短比较厚，止点位于胫骨平台关节软骨远端（平均 3.2mm）。

后斜韧带（POL）是由 3 个筋膜止点组成（图 3-1 和图 3-3）：表层、中央支（胫骨）和关节囊支。这 3 个止点主要和半膜肌腱的远端相毗邻，同时和内侧半月板、胫骨后内侧和腓肠肌内侧头相毗邻。POL 股骨止点位于收肌结节远端 7.7mm、后方 6.4mm，位于腓肠肌结节远端 1.4mm、前方 2.9mm。

七、修复技术

麻醉下查体可以很好地评估膝关节内侧损伤程度。关节镜可以诊断出其他合并损伤并且判断 MCL 深层损伤的位置。在急性期，关节镜手术应快速执行，避免因重力作用导致灌注液外渗。从胫骨内侧近端向股骨内髁做弧形切口（或纵行切口），向后延至肌肉间隙。对于单纯的远端止点或近端止点修复，手术方法有限。如同时修复完全撕裂 MCL 和 ACL，手术入路可以延伸至胫骨 ACL 重建用的部分，显露 MCL 就显得容易多了。应注意保护好隐神经（图 3-2）。纵行切开小腿筋膜和缝匠肌筋膜。清除血肿，辨认损伤的结构。

辨认出损伤的结构，应从最深层向外进行修复。内侧半月板周围损伤可以清楚看见，采用开放手术进行修复（图 3-4）。半月板股骨韧带损伤可以采用直接缝合或者锚钉缝合的方法进行修复（图 3-5）。半月板胫骨韧带的修复则更倾向于使用锚钉。如果 POL 损伤，可直接将其缝合修复至股骨端。深层组织的修复应在膝关节完全伸直内翻位进行。

对于 SMCL 股骨端撕脱的患者（图 3-6），因为这种损伤保留有很好的软组织，因此是锚钉、门型钉或螺钉/垫片固定

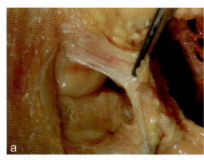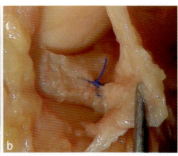

图 3-4 a. 内侧半月板关节囊止点；b. 采用开放技术修复关节囊止点

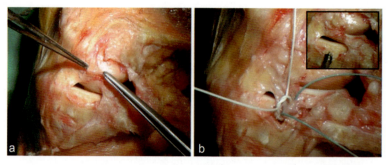

图 3-5 修复技术 a 和 b. 采用锚钉缝合修复半月板胫骨韧带损伤

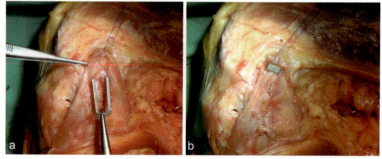

图 3-6 修复技术 a 和 b. 采用 Richard 门型钉修复 SMCL 股骨端撕脱伤

的很好适应证。然而，这个位置损伤与其他位置相比，修复后容易产生关节僵直。这是因为 SMCL 的股骨等长点很重要。由于软组织回缩，很难将 SMCL 的止点恢复至股骨等长点。急性胫骨止点完全撕脱，可采用锚钉或者门型钉修复。

POL 的半膜肌腱部分可以通过可吸收缝线修复，采用 pants-over-vest（重叠）技术缝到 MCL 的后缘。由于软组织质量差，偶尔会出现基质或者胫骨损伤修复需要加强修复。SMCL 在屈曲 30°进行固定。最后，放止血带，观察和控制膝关节内下动脉及分支的潜在出血。术后进行加压包扎。

术后，病人在支具保护下负重。立刻进行 0°～90°的被动活动。术后 2 周内，应避免超过 90°活动和过伸活动。立刻进行等长和闭链力量练习。2 周后可进行全范围活动，术后 6 周完全负重。术后 6 个月可重返赛场。

八、结　果

MCL Ⅰ和Ⅱ级损伤的非手术治疗可以取得良好的效果。

许多学者报道了单纯的膝关节内侧Ⅲ级损伤采用非手术治疗取得了良好效果。因此许多骨科医师对于单纯的 MCL 损伤，无论是哪个级别损伤，都采用了非手术治疗方法。

Indelicato 对 20 例采用非手术治疗、16 例采用修复的单纯 MCL Ⅲ级损伤的患者进行评估。手术治疗组的稳定性要比非手术治疗组高（94% *vs.* 85%）。然而，这两组在功能评分上没有明显差异。采用非手术治疗的患者活动度和功能康复训练明显比较快。很显然的，无论是手术还是非手术治疗，MCL 复合体不会恢复到和受伤前一样，因此其强度也和受伤前不一样。

1983 年，Hughston 和 Barrett 报道了 89 例急性期 MCL 复合体损伤修复，伴有前内侧不稳（2+或以上不稳）。平均随访 7.8 年，94% 的患者可以恢复到受伤前的运动水平。

1994 年，Hughston 报道了 40 例急性期 MCL 复合体损伤修复的患者，其伴有前内侧不稳（2+或以上不稳），平均随访 20 年。93% 的患者取得优良结果，只有 7% 患者失效。

九、结　论

MCL 复合体Ⅰ级和Ⅱ级损伤可以采用非手术治疗获得良好的疗效。

尽管对于 MCL 复合体Ⅲ级损伤的治疗存在着争议，但是治疗应该根据不同因素而定，包括患者的年龄和运动水平、下肢力线，以及是否有合并伤。因此对于每个特定的病例，治疗应该个体化。

（傅仰木　李众利　译　李众利　校）

主要参考文献

[1] Marchant MH Jr，Tibor LM，Sekiya JK，Hardaker WT Jr，Garrett WE Jr，Taylor DC（2011）Management of medial-sided knee injuries，part 1：medial collateral ligament.Am J Sports Med 39：1102-1113

[2] Sims WF，Jacobson KE（2004）The posteromedial corner of the knee：medial-sided injury pat-terns revisited.Am J Sports Med 32：337-345

[3] Fetto JF，Marshall JL（1978）Medial collateral ligament injuries of the knee：a rationale for treatment.Clin Orthop 132：206-218

[4] Fanelli GC，Harris JD（2006）Surgical treatment of acute medial collateral ligament and pos-teromedial corner injuries of the knee. Sports Med Arthrosc 14：78-83

[5] Tibor LM，Marchant MH Jr，Taylor DC，Hardaker WT Jr，Garrett WE Jr，Sekiya JK（2011）Management of medial-sided knee injuries，part 2：posteromedial corner.Am J Sports Med 39：1332-1340

[6] Robinson JR，Bull AMJ，Thomas RR，Amis AA（2006）The role of the medial collateral ligament and posteromedial capsule in controlling knee laxity.Am J Sports Med 34：1815-1823

[7] Bauer KL，Stannard JP（2013）Surgical approach to the posteromedial corner：indications，technique，outcomes.Curr Rev Musculoskelet Med 6：124-131

[8] Lonner JH，Dupuy DE，Siliski JM（2000）Comparison of magnetic resonance imaging with operative fi ndings in acute traumatic dislocations of the adult knee.J Orthop Trauma 14：183-186

[9] Holden DL, Eggert AW, Butler JE (1983) The nonoperative treatment of grades I and II medial collateral ligament injuries to the knee.Am J Sports Med 11: 340-344.36

[10] Indelicato PA, Hermansdorfer J, Huegel M (1990) Nonoperative management of complete tears of the medial collateral ligament of the knee in intercollegiate football players.Clin Orthop Relat Res 256: 174-177

[11] Klimkiewicz JJ, Petrie RS, Harner CD (2000) Surgical treatment of combined injury to ante-rior cruciate ligament, posterior cruciate ligament and medial structures.Clin Sports Med 19: 479-492

[12] Levy BA, Fanelli GC, Whelan DB, Stannard JP, MacDonald PA, Boyd JL, et al, Knee Dislocation Study Group (2009) Controversies in the treatment of knee dislocation and multi-ligament reconstruction.J Am Acad Orthop Surg 17: 197-206

[13] Bonasia DE, Bruzzone M, Dettoni F, Marmotti A, Blonna D, Castoldi F, Gasparetto F, D'Elicio D, Collo G, Rossi R (2012) Treatment of medial and posteromedial knee instability: indica-tions, techniques, and review of the results.Iowa Orthop J 32: 173-183

[14] Edson CJ (2006) Conservative and postoperative rehabilitation of isolated and combined inju-ries of the medial collateral ligament. Sports Med Arthrosc 14: 105-110

[15] LaPrade RF, Engebretsen AH, Ly TV, Johansen S, Wentorf FA, Engebretsen L (2007) The anatomy of the medial part of the knee.J Bone Joint Surg Am 89: 2000-2010

[16] Phisitkul P, James SL, Wolf BR, Amendola A (2006) MCL injuries of the knee: current con-cepts review.Iowa Orthop J 26: 77-90

[17] Robins AJ, Newman AP, Burks RT (1993) Postoperative return of motion in anterior cruciate ligament and medial collateral ligament injuries.The effect of medial collateral ligament rup-ture location.Am J Sports Med 21 (1): 20-25

[18] Derscheid GL, Garrick JG (1981) Medial collateral ligament injuries

in football: nonoperative management of grade I and grade II sprains. Am J Sports Med 9: 365-368

[19] Lundberg M, Messner K (1996) Long-term prognosis of isolated partial medial collateral liga-ment ruptures: a ten-year clinical and radiographic evaluation of a prospectively observed group of patients. Am J Sports Med 24: 160-163

[20] Jones RE, Henley B, Francis P (1986) Nonoperative management of isolated grade III collat-eral ligament injury in high school football players.Clin Orthop Relat Res 213: 137-140

[21] Reider B, Sathy MR, Talkington J, Blyznak N, Kollias S (1993) Treatment of isolated medial collateral ligament injuries in athletes with early functional rehabilitation: a five-year follow-up study.Am J Sports Med 22: 470-477

[22] Sandberg R, Balkfors B, Nilsson B, Westlin N (1987) Operative versus nonoperative treatment of recent injuries to the ligaments of the knee.J Bone Joint Surg Am 69: 1120-1126

[23] Shelbourne KD, Porter DA (1992) Anterior cruciate ligament-medial collateral ligament injury: nonoperative management of the medial collateral ligament tears with anterior cruciate ligament reconstruction. A preliminary report.Am J Sports Med 20: 283-286

[24] Indelicato PA (1983) Non-operative treatment of complete tears of the medial collateral liga-ment of the knee.J Bone Joint Surg Am 65: 323-329

[25] Hughston JC, Barrett GR (1983) Acute anteromedial rotatory instability.Long-term results of surgical repair.J Bone Joint Surg Am 65: 145-153

[26] Hughston JC (1994) The importance of the posterior oblique ligament in repairs of acute tears of the medial ligaments in knees with and without an associated rupture of the anterior cruciate ligament.Results of long-term follow-up.J Bone Joint Surg Am 76: 1328-1344

第 4 章

急性外侧和后外侧角损伤

Mark D.Miller and Matthew T.Burrus

一、入　　路

近年来，膝关节后外侧角（PLC）损伤的概念已普遍被大家接受。在膝关节损伤关节内急性血肿的患者中，LaPrade 在 MRI 上发现 PLC 损伤的发病率达 9.1%。另外一项对胫骨平台骨折手术的研究中，发现 PLC 损伤发病率达 68%。很重要的一点是，PLC 损伤通常与膝关节其他动态和静态限制性结构损伤一起发生，正如在一项研究中表明，单纯的 PLC 损伤在膝关节软组织损伤中仅占 2%。虽然大部分 PLC 损伤并不需要手术或者甚至不用支具固定，但是这一数据，应该提高临床医师对发病率的认识。因此，应通过全面的体格检查和进一步的影像学检查，来全面分析损伤特征，从而选择正确的治疗方案。

PLC 典型的损伤机制包括过伸损伤（接触性和非接触性）、膝关节内翻暴力，或者膝关节前内侧直接创伤。必须进行全面的神经血管检查，特别注意足背屈和足趾伸直，以检查腓总神经浅支和深支分布情况。1977 年，LaPrade 发现 PLC 损伤中腓总神经损伤的发病率达 15%，在进入手术室前，辨别和记录患者的神经功能很重要。此外，应该检查足趾判定足部的血供灌注情况，应描述颜色、温度、触摸或多普勒检查脉搏，如果可能的话，进行踝肱指数 ABI 评估。如果明显存在着膝关节周围其他韧带损伤，即使 X 线片显示膝关节已经复位完好，一定要考虑膝关节脱位的可能。此时，应高度怀疑血管损伤，做一些侵入性或非侵入性检查，如果存在这些情况，可能需要进行血管手术。

有一些检查对评估后外侧角结构损伤的发生和严重程度很重要。测量患者膝关节术前活动度对于预判患者术后活动度至关重要。短期的物理治疗可以减轻肿胀，提高膝关节活动度，因此，术前应考虑进行理疗。首先也是最基本的检查包括膝关节屈曲 0° 和屈曲 30° 的内翻和外翻松弛度检查。当给予内翻应力时，膝关节外侧角损伤会导致外侧关节间隙增大；如果是单纯的外侧损伤，仅在屈曲 30° 时出现关节间隙打开。如果膝关节在伸直位，关节间隙也打开，应该怀疑合并有 1～2 条交叉韧带损伤。接着，采用 Lachman 试验检查 ACL、屈曲 90° 后抽屉试验检查 PCL，进一步阐明其他软组织限制性结构的情况。后抽屉试验 3+（与健侧比＞10mm）提示 PCL 合并 PLC 损伤。

旋转试验对于判断 PLC 损伤也很重要。钟摆试验、外旋试验，应与对侧比较，在胫骨外旋时，测量大腿-足角度。与对侧相比，如果＞15°，提示后外侧限制性结构损伤。如果在屈曲 30° 不对称、屈曲 90° 正常，说明 PLC 损伤，但是 PCL 是完整的。然而，需指出的是，这种试验不适用 ACL 损伤。如果在屈曲 30° 和 90° 均出现不对称，提示 PLC/PCL 复合损伤。这一试验在患者俯卧位或仰卧位都可进行。后外侧抽屉试验是在足外旋位施加向后方应力，用来检查 PCL 合并 PLC 损伤。膝关节后移外旋移位为阳性体征。反向轴移试验是膝关节外翻应力下，从屈曲位转为伸直位。当髂胫束（IT）变为伸直装置，如果发现或感觉到"弹跳",是胫骨由后半脱位至复位表现。患者在门诊就诊时,就应进行体格检查,但是麻醉后进行体格检查更有价值。

和其他骨科疾病一样,影像学在 PLC 损伤的判断上,发挥了很重要的作用。除非因股二头肌、腘腓韧带(PFL)或外侧副韧带(LCL)引起的腓骨近端撕脱骨折,导致很明显的征象,普通 X 线平片通常没有什么特殊作用(图 4-1)。然而,和做外翻应力试验检查一样,应力位 X 线片可以提供信息,判断临床膝关节松弛的程度。为了单独检查侧副韧带,我们采用三角形泡沫在屈曲 20°～30°给予内翻和外翻应力。当与对侧相比,松弛大于 2.7～4mm 提示Ⅲ级 LCL 和 PLC 损伤。当

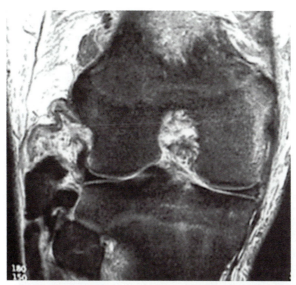

图 4-1 冠状位 MRI 显示后外侧角结构明显撕脱(图片由 Miuer 等发布,经允许摘录)

进行后抽屉试验时，医生可以根据X线片上胫骨后移的程度来判断，与对侧比超过10mm提示PCL合并PLC损伤。后方应力$15D_AN$可采用TELOS应力装置（Telos GmbH，马尔堡，德国）或戴铅手套完成。

大多数的患者都需进行MRI平扫，以提供更多信息和进一步分类，提供手术中有用的信息（图4-2）。如果韧带或肌腱撕脱，且在X线片上没有显示大的骨折块，MRI就显得更有价值，因为这可以直接指导手术中需要注意的事项。上述的体格检查均非常重要，因为MRI也可能没清晰显示损伤，不能阐明临床上发现的"高级别损伤"或者"韧带变薄"。MRI图像应该结合体格检查进行诊断。

一旦患者和医生决定手术治疗，我们建议对于这些损伤进

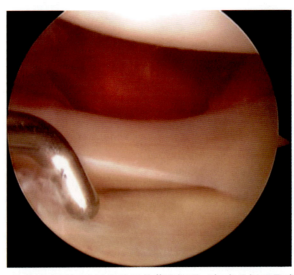

图4-2 关节镜下显示股骨端外侧关节囊撕脱（如半月板胫骨残端）通过试验阳性

行急性期手术，才会出现好的疗效，而且这是被多项研究所证实的。通常将急性期手术定义为损伤后 2 周之内。

二、手术技术

为了达到膝关节后外侧结构，患者适当的体位和 OR 手术床设备很重要。患者平卧于可透视的 OR 手术台上，同侧臀部垫一软枕。其他体位包括体位垫维持斜侧卧位。如果采用 Inlay 技术同时重建 PCL，则采用侧卧位。在手术侧肢体，采用 AFO 型大腿固定支架和非无菌的止血带。

每个病例都要进行关节镜手术，全面评估关节腔内损伤情况。通常在膝关节外侧间室出现通过征（关节间隙打开＞1cm），此时，应该注意半月板是接近胫骨还是股骨，因为这提示手术医生判断关节囊撕裂发生在哪一侧，从而决定哪一侧关节囊需要修复（图 4-3）。因为关节间隙增宽提供了外侧半月板足够大的观察空间，因此半月板撕裂很容易被发现。通常采用由内向外技术或者外侧切口开放手术，来修复半月板。在后面的章节我们会讲述开放手术。在进行关节镜检查之前，通常先将膝关节外侧切开，以让关节镜液体流出，这可以降低医源性小腿筋膜间室综合征发生的风险。

画出外侧和后外侧标志（腓骨头、Gerdy 结节、胫骨结节、髂胫束后缘），在腓骨前方关节线中心做一长 8～10cm 的直切口。在伸直位画出计划好的切口，屈曲 90°切开。切开皮下组织，显露髂胫束和股二头肌腱。此时，应该分辨和保护好位于股二头肌腱后方的腓总神经。为了获得在重建时腓骨近端的安全入路，必须在腓骨颈仔细分开腓总神经。在整个手术过程中，都应保护好腓总神经。接着，进入髂胫束通道（髂胫束后 1/3）和股二头肌之间的间隙，辨认出外侧副韧带、腘腓韧带和腘肌腱。在稍前方远端有第二个间隙，位于髂胫束和髂胫

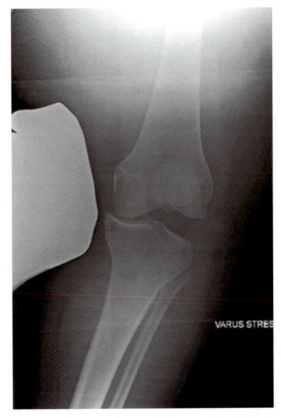

图 4-3　内翻应力前后位 X 线片显示外侧关节间隙张开且腓骨头撕脱移位（如弓形征）

束通道之间，从这可进入股骨外髁。第二个间隙可看到腘肌和 LCL。从这一入路，腓总神经可很容易向后牵拉，离开手术区域。其他描述的手术入路包括：制作出多个深部窗口或间隙，从而到达特定的结构。我们发现一个大点的切口加上 2 个足够大小的间隙，可以更好地到达深部结构，允许医生们在整个手术过程中都可以看到腓总神经。

第 4 章 急性外侧和后外侧角损伤

　　当进行急性期手术修复这些损伤（理想为 2 周内），在瘢痕组织形成之前，更容易辨认解剖结构。这些韧带和肌腱应仔细分离，来判断它们是否需要修复，同时也帮助对移植物止点和起点的准确定位，从而以局部残留肌腱加强移植物重建。尽管在这些急性病例中，通常需要修复手术，但是有时很难达到牢固的固定，因为损伤的组织被牵拉失效，从而导致止点处磨损而无法固定组织。一种例外的情况是从 X 线平片上可以看到撕脱损伤，称为"弓形征"（图 4-3）。这种类型的损伤，特别适合采用锚钉进行解剖修复或者根据撕脱骨块的大小，可以采用螺钉和垫片进行重建。如果术后进行适当的固定，撕脱骨科因为是骨 - 骨之间的愈合，因此很容易愈合。去除骨块之间的软组织很重要，在固定过程中勿将腓骨头旁边的腓总神经嵌入。此外，在这些损伤中，通常伴有外侧半月板损伤，尽管修复半月板的技术未在本章讨论，但半月板损伤应该修复。LCL 体部损伤的初次修复可以直接缝合肌腱，或者用锚钉将撕脱的软组织重新固定回去，但愈合可能性较低，因为此处局部组织的结构特殊、损伤组织的质量差、固定方法很少。LCL 的急性修复可以采用股二头肌长头进行端 - 端加强修复。Coobs 研究表明这种加强 LCL 重建生物力学效果优于单纯修复。由于这些原因，即使是急性期，也建议重建手术。在急性 PLC 损伤中，Stannard 发现单纯修复失败率为 37%，相比之下，采用双股技术重建失败率仅为 9%。对于这些情况，我们的经验是：使用软组织移植修复撕裂结构获得的即时和长期稳定性均较单纯修复好。

　　膝关节后外侧角重建手术有很多种。通常分为解剖重建和非解剖重建，而非解剖重建目前应用较少。通常采用的手术技术包括 Muller 腘肌旁路手术、Larson "8" 字 PLC 重建手术、双束 PLC 重建手术、三束 PLC 重建手术和 LaPrade

PLC 重建手术。这些手术的差别不大，都是采用游离的软组织移植物和各种固定方法（界面螺钉、门型钉、螺钉和垫片）来达到解剖重建。在我们研究院，主要采用 Larson"8"字重建手术结合 Muller 腘肌旁路手术，有关这两种手术方法将在下面介绍。

Larson"8"字重建手术用来重建腘腓韧带（PFL）和 LCL。正如前面所述，这一区域的韧带损伤通常末端严重磨损，因此不能直接缝合，所以采用异体或自体组织进行重建。可选择的移植物包括：腘绳肌（HS）、胫前肌（TA）、跟腱、股四头腱；而我们更喜欢采用自体腘绳肌腱包括半腱肌和股薄肌。通常，这些自体移植物需要用来进行交叉韧带重建，所以我们也常使用异体半腱肌。采用 Muller 腘肌旁路手术，需要更大直径的移植物。对于 Larson"8"字技术，至少需要长 22～24cm 的移植物，便于固定。移植物在后方手术台，采用 #2 丝线（Arthrex，Naples，佛罗里达）进行编织。然而，任何缝合方法都要达到足够的合格。

准备好移植物，建立腓骨骨道进行 Larson 重建手术。在腓骨头增厚部分由前下向后上钻取骨道，此时应该非常注意将腓总神经牵拉开，避免损伤。我们首先采用导针进行定位，再采用空心钻钻取腓骨骨道。骨道的直径取决于移植物直径的大小。对于半腱肌和胫前肌大部分骨道为 5mm 或 6mm。对于股薄肌，骨道一般为 4mm 或 4.5mm。

Muller 腘肌腱旁路技术是经撕裂的腘肌腱旁进行重建，从而控制旋转。使用第二根导针，我们从 Gerdy 结节内侧 1cm 下至胫骨关节线后外侧下方 1cm（腘肌腱腹交界处），进行预设骨道，从而定位腘肌骨道。在置入这根导针之前，应该先将腓肠肌外侧头和腘肌钝性向胫骨后方分开，保护好神经血管。然后采用合适大小的钻头钻取骨道。接着，在股骨外髁（通常可以通过触摸髂胫束获得）LCL 止点和腘肌腱之间的中点，定位出移植物股骨止点。一根导针定位这个标志，先不钻取骨道，透视检查导针位置。然后，将 1 根移植物穿过腓骨骨道，维持移植物两边长度相等，做成"8"号形状后，其末端绕过导针。从腓骨前方向导针后方的肌腱，重建 LCL。第二根移植物从胫骨骨道穿过，绕过后外侧关节线，同样也绕过股骨端的导针。最好的方法是，先将移植物绕过导针的前方，然后逆时针方向编织成环。我们采用 18 号 Luque 针引导肌腱通过胫骨骨道。此外，我们确保移植物位于髂胫束和股二头肌深部。在这个点，进行膝关节全范围被动活动，评估肌腱张力的一致性和屈曲或伸直位的限制作用。确保导针位于等长点很重要，避免对关节过度紧张，导致术后活动度受限。

最初的 Larson "8" 字技术包括建立移植肌腱通过的股骨骨道并采用可吸收螺钉 +/－纽扣钢板在股骨内侧骨皮质的固定。我们在将 Larson 移植物扭转编织成 "8" 字后，通常选择大的 6.5mm 松质骨螺钉和 17～22mm 带齿垫片固定 2 根移植物（图 4-4）。这样做可以更准确的恢复想要重建软组织限制性结构的正常垂直力矩。一旦导针定位确定等长点后，在导针近端 1cm 处置入螺钉，因为这样可以使得垫片在螺钉远端固定好移植肌腱。我们在 Gerdy 结节处对移植肌腱采用界面螺钉加大的门型钉进行胫骨端固定。股骨点的螺钉和垫片是在屈曲 30°轻度的外翻应力下拧紧的，避免移植物松弛。我们的经验是：过一段时间后，这些重建的移植物会出现伸长。因此，稍过紧的移植物固定，更能保证术后远期 PLC 稳定。之前，我们会将膝关节内旋位，但是我们发现这会导致后外侧结构过度紧张，此时应将原有残留韧带肌腱在移植物固定后，将其与移植物加强缝合。这种情况通常发生在 LCL，此时，可以采用端 - 端缝合方法将残留的 LCL 缝合到移植物。

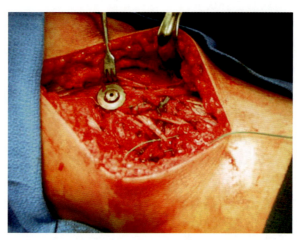

图 4-4　采用 Muller 腘窝通过法和 Larson "8"字法重建后外侧角。采用大的带垫片螺钉固定移植物（图片由 Miller 等发布，经允许摘录）

　　正如之前所提及的，如果出现关节囊撕裂，将在股骨侧或胫骨侧会出现通过征，而我们目前的 PLC 重建包括修复关节囊。我们通常采用缝合锚钉，用来将关节囊固定回骨骼，同时修复外侧半月板（图 4-5）。必须在固定移植肌腱前，完成锚钉缝合关节囊和半月板，否则将会影响锚钉固定的位置入路。我们觉得这是关节外重建加强固定的一个简单步骤。

　　在我们的实践中，应该先进行交叉韧带重建，再进行后外侧角重建。我们的理由是：中央轴必须先固定，然后在膝关节正确的位置固定后外侧角。如果患者同时合并 ACL/PCL/PLC 损伤，修复的顺序是：ACL 股骨端固定、PCL 胫骨端固定、准备 PLC 和移植肌腱通过骨道。先固定 PCL 恢复正常的对位，然后 ACL，最后固定 PLC。有些医生首先重建或修复侧副韧带、然后交叉韧带，是不正确的。

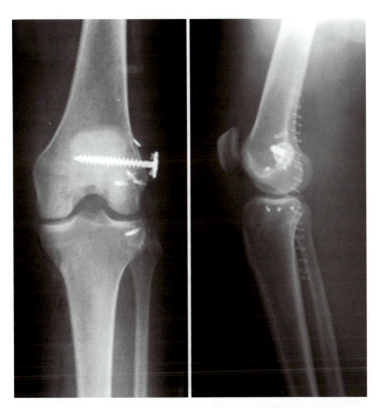

图 4-5 后外侧角重建术后的前后位 X 线片，在该病例中，外侧半月板胫骨端撕脱，采用锚钉修复。腘肌腱和外侧副韧带股骨止点撕脱采用锚钉解剖修复。采用两根游离的异体半腱肌重建后外侧角，并且固定在股骨外髁。一根移植肌腱采用 Larson "8" 字法穿过腓骨颈，另一根采用 Muller 腘窝通过法穿过胫骨，这个病人同时也进行了自体腘绳肌腱 ACL 重建手术

术后，我们采用铰链膝关节支具固定，鼓励患者在0°~90°活动。如果同时行PCL重建手术，我们将进行PCL康复训练计划。

三、技巧和要点

在重建和修复成百上千个PLC损伤后，我们总结了一些技巧，可以使得手术更为顺利和安全：

（1）术前全面的评估，全面了解所有可能损伤的结构。以决定采取什么体位和铺巾。

（2）按顺序进行关节镜诊断，以便评估关节内损伤，然后才开始修复或重建PLC。按一定顺序进行重建或修复组织很重要，这样不会影响想修复的下一个组织的入路。比如，在修复股二头肌腱损伤前，先将撕裂的关节囊固定回胫骨或股骨。

（3）在手术室里，通常有多种异体肌腱可供使用。如果取得的自体半腱肌或股薄肌不够长，没必要进行多股折叠。

（4）只使用异体肌腱，就应该了解它的来源。核查组织库，确保所用的肌腱时来自于健康的年轻人，而不是病态的供体。异体移植肌腱必须是低剂量照射过的。重建的力量和寿命很大程度上与移植肌腱的质量有关。

（5）术中要进行多种固定（缝合锚钉、螺钉和垫片、界面螺钉、小骨片）。

（6）当为Muller腘肌旁路技术钻取胫骨骨道时，采用ACL导向器可以有助于确定导针的方向。在Gerdy结节远、内侧的平面点上钻取胫骨骨道，在这里软组织较少，使得之后寻找骨道更为容易。

（7）透视确定股骨端的正确位置。

（8）重要的一点是腓骨骨道应更靠内、下，避免腓骨头爆裂

（9）当采用 2 个移植物时，长的一根用于 Larson 技术，移植物 22～24cm，采用 Muller 技术可以稍短一些。

（10）如果 LCL 从股骨端撕脱，韧带近端部分可以用螺钉和垫片固定重建。确保腓总神经没有被卡压进去。

（11）对于 PLC 损伤重建术后，功能康复非常重要。我们给患者进行铰链膝关节支具固定 6～8 周，术后立即开始活动锻炼，但是患者部分负重。然而，如果同时进行其他韧带损伤修复手术的话，如 PCL 重建，我们仅仅允许早期的卧位 ROM 训练。

四、并 发 症

在进行后外侧角重建手术前，和患者进行充分的讨论很重要，因为相对于其他择期骨科手术而言，这个手术出现的并发症多。由于不同手术方法的应用，很难准确的估计手术并发症的发病率。最令人担心的并发症是腓总神经损伤。根据一篇综述文献报道，在急性 PLC 损伤的患者中，由于不同水平的腓总神经损伤或术中导致腓总神经损伤的发病率为 12%～17%。手术引起腓总神经损伤原因包括：术中牵拉、钻取腓骨骨道时损伤、止血带时间过长引起损伤（往往合并有血管损伤）、缝合伤口时绕过腓总神经或直接穿过腓总神经损伤。在分离膝关节后方时，有损伤腘动脉的风险，尤其是在进行 PCL 固定时更容易损伤。如果存在血管损伤，在进行修复或移植手术时，不主张使用止血带，因为可使产生血栓和损伤移植物的风险增加。对于主张 PCL 延迟重建的依据之一就是：当关节囊愈合后，将大大降低筋膜间室综合征的风险。然而，也可以采用术中重力性引流或者做一小切口来降低这种风险，这种切口在进行标准的膝关节外侧入路时，经常被使用。

术后，由于原先韧带损伤，仍然存在着修复或重建的膝关节出现不稳这一风险。正如前面所提及的，Stannard发现采用改良的双股技术重建，失败率为9%。残留的不稳和术中在内翻位或外旋位拉紧移植物或缝线失效、移植物蠕变有关。另一方面，膝关节术后活动度受限可能和膝关节纤维化或者术中移植肌腱过分紧张有关系。在内旋位固定PLC结构，可能会导致关节活动受限。

尽管术前和术后都使用了抗生素，膝关节重建手术感染的发病率报道为0.3%～12.5%，这与止血带使用时间增加有关，也和小的皮肤桥接有关。我们发现一些股骨外科螺钉松动导致疼痛的病例产生可触摸到的肿块，从而引起髂胫束发炎，需要重回手术室取出螺钉。其他研究比较少的并发症包括腓骨骨道位置骨折、移植肌腱紧张度、顽固性疼痛、深静脉血栓（DVT）、肺栓塞（PE）、异位骨化、交感性肌营养不良、持续膝关节疼痛和继发性骨关节炎。

五、小　结

许多骨科医生更喜欢后外侧角损伤急性处理，因为更容易分辨出原有的解剖结构，研究显示这些都能取得最好的结果。有许多技术可以通过修复原先的组织或者重建手术，获得前后和旋转稳定性。在这，我们介绍了我们比较受推崇的Larson"8"字技术和Muller腘肌旁路技术及一些手术技巧，我们采用这两种技术取得了成功的结果。

(傅仰木　周　巍 译　李众利　校)

主要参考文献

[1] LaPrade RF et al（2007）A prospective magnetic resonance imaging study of the incidence of posterolateral and multiple ligament injuries

in acute knee injuries presenting with a hemar-throsis.Arthroscopy 23（12）：1341-1347
[2] Gardner MJ et al（2005）The incidence of soft tissue injury in operative tibial plateau fractures: a magnetic resonance imaging analysis of 103 patients.J Orthop Trauma 19（2）：79-84
[3] DeLee JC，Riley MB，Rockwood CA Jr（1983）Acute posterolateral rotatory instability of the knee.Am J Sports Med 11（4）：199-207
[4] LaPrade RF，Terry GC（1997）Injuries to the posterolateral aspect of the knee.Association of anatomic injury patterns with clinical instability.Am J Sports Med 25（4）：433-438
[5] Sekiya JK et al（2008）A clinically relevant assessment of posterior cruciate ligament and posterolateral corner injuries.Evaluation of isolated and combined defi ciency.J Bone Joint Surg Am 90（8）：1621-1627
[6] Miller MD，Cole BJ，Cosgarea AJ，Sekiya JK（2008）Posterolateral corner reconstruction.In：Miller MD，Cole BJ，Cosgarea AJ，Sekiya JK（eds）Sports knee surgery.Saunders，Philadelphia，pp 361-376
[7] LaPrade RF et al（2008）The reproducibility and repeatability of varus stress radiographs in the assessment of isolated fi bular collateral ligament and grade-III posterolateral knee injuries.An in vitro biomechanical study.J Bone Joint Surg Am 90（10）：2069-2076
[8] Clancy WG Jr，Shepard MF，Cain EL Jr（2003）Posterior lateral corner reconstruction.Am J Orthop（Belle Mead NJ）32（4）：171-176
[9] Veltri DM，Warren RF（1994）Operative treatment of posterolateral instability of the knee.Clin Sports Med 13（3）：615-627
[10] LaPrade RF（1997）Arthroscopic evaluation of the lateral compartment of knees with grade 3 posterolateral knee complex injuries.Am J Sports Med 25（5）：596-602
[11] LaPrade RF（2006）Posterolateral knee injuries：anatomy，evaluation，and treatment.Thieme，New York.xv，238 p

[12] Coobs BR et al（2007）Biomechanical analysis of an isolated fi bular（lateral）collateral liga-ment reconstruction using an autogenous semitendinosus graft.Am J Sports Med 35（9）：1521-1527

[13] Stannard JP et al（2005）The posterolateral corner of the knee：repair versus reconstruction.Am J Sports Med 33（6）：881-888

[14] Fanelli GC，Larson RV（2002）Practical management of posterolateral instability of the knee.Arthroscopy 18（2 Suppl 1）：1-8

[15] Ranawat A et al（2008）Posterolateral corner injury of the knee：evaluation and management.J Am Acad Orthop Surg 16（9）：506-518

[16] Johnson ME，Foster L，DeLee JC（2008）Neurologic and vascular injuries associated with knee ligament injuries.Am J Sports Med 36（12）：2448-2462

[17] Lubowitz JH，Elson W，Guttmann D（2006）Complications in the treatment of medial and lat-eral sided injuries of the knee joint.Sports Med Arthrosc 14（1）：51-55

第 5 章

慢性内侧损伤的手术方法

Alex G.Dukas and Thomas M.DeBerardino

膝关节内侧韧带损伤以往被认为是简单的内侧副韧带（MCL）损伤。然而，膝关节内侧韧带是由内侧复合体结构组成的，从而共同传递静力性和动力性稳定。MCL 复合体损伤是膝关节最为常见的韧带损伤，大部分采用非手术治疗就可获得满意的疗效。然而，治疗方法一直存在着争议，手术治疗适合部分患者。

膝关节内侧静力性稳定装置是由内侧副韧带浅层（SMCL）、内侧副韧带深层（DMCL）和后斜韧带（POL）。这 3 种韧带对抗胫骨相对于股骨的外翻、外旋作用。韧带复合体也是胫骨前移的次要稳定结构。

一、生物力学

为了完全理解 MCL 复合体的作用，掌握解剖是很有必要的（图 5-1）。SMCL 是这 3 种韧带中最长的，具有 1 个股骨止点和 2 个胫骨止点。在股骨端，它止于股骨内髁切迹近端和后方。SMCL 向远端走行，首先在半膜肌前支的前方止点，第二个止点位于关节线下 5～7cm 鹅足下方。SMCL 主要作用是对抗外翻应力。SMCL 有两部分，股骨端至胫骨端的近

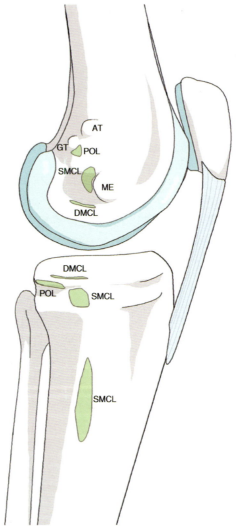

图 5-1 骨性标记和韧带止点位置
GT. 腓肠肌经节；AT. 内收肌结节；POL. 后斜韧带；SMCL. 浅层内侧副韧带；ME. 股骨内侧髁；DMCL. 深层内侧副韧带

端扇形部分主要起外翻稳定性作用，而远端部分主要起外旋稳定性作用。

DMCL 是短而宽的关节囊增厚部分，且牢固附着于半月板，就在胫骨和股骨关节缘附近。它是在膝关节完全屈曲时，次要对抗外翻作用。

POL 是关节囊的三角形增厚部分，牢固附着于内侧半月板后角止点。它有 3 个不同表层扩张部组成：浅表、中央和关节囊支。中央支是主要的对抗部分，在现有的技术可以进行重建。它的股骨止点位于 SMCL 后方腓肠肌结节远端 2.9mm，LaPrade 等发现其是一骨性隆起，有助于术中辨认。也可以定位在收肌结节的远端后方。胫骨止点位于半膜肌腱前方，形成半膜肌腱前方的扩张部，POL 在屈曲位松弛，在伸直位紧张，尤其是内旋状态。

二、临床相关性

临床上，在屈曲 5°时，内侧韧带提供大约 57% 对抗外翻应力。屈曲角度增加将会增加对内侧韧带的压力，在屈曲 25°，产生 78% 对抗外翻应力。SMCL 远端撕裂时，研究表明这产生的外旋不稳定和后外侧角损伤是一样。

然而，对 MCL 复合体损伤的正确治疗存在着争议，部分原因是由于 SMCL 在基础研究中是按照韧带愈合的模式完成的。和 ACL 不一样，SMCL 是滑膜外组织，非手术治疗情况下，SMCL 具有很大的愈合潜力；而 ACL 愈合潜能差，需要重建手术。MCL 的愈合过程已经被充分研究，包括：炎症阶段（72h）、修复和重建阶段（6 周）、重塑阶段（可能需要 1 年以上）。

膝关节松弛的分级是依据膝屈曲 30°外翻应力下内侧关节间隙张开的程度：0 级（正常）、Ⅰ级（1～4mm）、Ⅱ（5～9mm）、Ⅲ（10～15mm）。Ⅰ和Ⅱ级松弛可能有硬止点感，但是如果

MCL完全撕裂时，Ⅱ级松弛可能出现软性止点。总体上说，单纯急性MCL复合体损伤更多地采用非手术治疗。Ⅰ和Ⅱ级松弛需要铰链支具固定，早期不能负重，但可以屈曲活动。非手术治疗显示了良好的效果，即使Ⅲ级损伤的患者，非手术治疗5～7周后，仍然可以愈合恢复运动水平。

然而，研究显示Ⅲ级损伤愈合后，稳定性通常较对侧差。动物实验显示MCL愈合过程中，Ⅲ型胶原纤维的瘢痕组织增加，导致松弛增加，所修复的组织仅仅达到原来MCL的70%。其他研究显示：通过手术所修复的组织力学较高，非手术早期活动度较好，因此效果更好。愈合情况与MCL基质损伤的位置高度相关，大部分在间质内，很好保留了愈合潜能，很少有靠近骨性止点的损伤。

然而，单纯的MCLⅢ级损伤很少见。大多数的MCLⅢ级损伤合并有多发韧带损伤，因此需要手术治疗。

三、临床表现

急性MCL损伤的患者往往是创伤引起的，出现局部肿胀、MCL某部分出现硬结。绝大多数轻度的扭转出现在外翻外旋位应力下的非接触性损伤。MCL完全撕裂常由腿外侧受到直接暴力所致。这些纯外翻应力往往导致单纯MCL损伤。伴有胫骨外旋应力将扩大损伤的范围，包括：POL和（或）前交叉韧带损伤。因为所有多发韧带损伤中，MCLⅢ损伤的发病率78%，出现弹响或关节内弥漫肿胀，提示可能存在ACL损伤。尽管在急性患者中容易混淆，内侧关节线深部压痛，提示内侧半月板损伤。

慢性MCL损伤通常表现为侧方不稳和疼痛。患者往往由于轻微的损伤或活动后，导致不稳症状加重。Swain试验是由Lonergan和Tayloy提出的，用于检查慢性损伤和旋转不稳定。此试验膝关节屈曲90°，胫骨外旋，在这个位置交叉韧带是松弛的，而侧副韧带是紧张的，内侧疼痛往往提示慢性松弛或者韧带愈合不佳。在这个位置，还可以进行前内侧抽屉试验，来评估 POL 的完整性。屈曲 30°外翻间隙用来评估 SMCL 稳定性。膝关节完全伸直外翻间隙更有力地提示 SMCL 合并 POL 损伤。众所周知，POL 损伤可出现钟面试验阳性，而 POL 损伤导致前方及旋转不稳定会与此试验混淆。如前所述，Ⅲ级 MCL 损伤通常合并其他韧带损伤，因此，应该全面检查是否合并交叉韧带损伤。在进行内侧韧带重建手术前，应该仔细评估膝关节外翻的原因并加以治疗。

应该注意对所有的患者行高质量的 X 线检查。除了评估骨折、撕脱伤、游离体，X 线片还可以描述骨质、骨道位置、骨赘形成、力线和外侧关节囊征（Segond 骨折）。Pellegrini-Stieda 损伤是 MCL 损伤的特异性表现。应力位片用来评估关节间隙。未成年人也应注意骨骺损伤。

当进行体格检查后，MRI 对于描述 MCL 损伤的位置、半月板损伤、软骨损伤和交叉韧带损伤是最有用的。

四、手术适应证和禁忌证

当 MCL 复合体损伤重建手术的适应证仍然具有很大的争议，一些专家列出了一些适应证，如表 5-1 所示。

表 5-1　手术适应证和禁忌证

适应证	骨片撕脱损伤 慢性不稳 非手术治疗超过 6 周后，仍然不稳 ACL 修复失败伴有内侧不稳
禁忌证	单纯的Ⅰ和Ⅱ级损伤 膝关节内侧皮肤撕脱或毁损伤

五、手术技术

对于急性损伤的患者，内侧韧带的手术修复损伤是适应证。重建手术的适应证是指对于开始采用非手术治疗方法，但是仍然存在外翻不稳和临床症状的患者。对于有经验的手术医师来说，重建手术可以恢复患者的自然解剖结构，从而获得 MCL 复合体最佳功能。专家的技术包括采用两股移植物重建 SMCL 和 POL 近端、远端部分。

患者面朝上平躺在手术台上。采用全身麻醉。术侧大腿系一止血带。床的尾侧尽量屈曲，确保膝关节屈曲后有足够的空间，允许一个拳头放入后方，这样可以方便术中操作。两个滚子置于床垫下方，防止髋关节过度伸直。对侧肢体安全的放在型号合适的腿支架上，用垫子保护好腓骨头。固定好非手术侧腿的膝关节，髋关节轻度屈曲外展（图 5-2）。

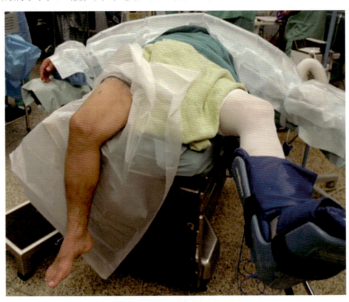

图 5-2　消毒铺巾前患者的体位和相关设备

第5章 慢性内侧损伤的手术方法

麻醉诱导后，全面检查膝关节的活动度和韧带稳定情况。消毒铺单后，计时并预防应用抗生素。

通过触摸辨认膝关节内侧标志并且标记（画线）。从髌骨内侧缘与收肌结节中间起始前内侧切口，跨过股内侧肌斜行至胫骨前内侧部分、关节线下约8cm。切开缝匠肌浅层，分辨出半腱肌和股薄肌。鹅足滑囊深处就是SMCL远端部分，大约距离关节缘6cm。此时，将一导针在SMCL远端止点后方，对准腓骨头穿过胫骨。应该注意采用7mm电钻钻取25mm长骨隧道，获得重建骨道。LaPrade建议钻取这个骨道应在SMCL远端止点的后方，因为骨道位置偏前容易导致移植物失效。

下一个焦点集中在POL胫骨部分的重建。在缝匠肌做一小切口，在半膜肌前缘仔细分离，辨认出POL胫骨止点部分，位于半膜肌腱直接支前方。当辨认出胫骨止点后，采用锐性分离清理软组织至骨骼。和SMCL胫骨止点一样，瞄准着Gerdy结节向前置入导针穿过胫骨，然后采用7mm电钻钻取25mm的骨道。

接下来应该注意SMCL和POL的股骨止点。分辨出股内斜肌（VOM），沿后方大收肌至止点，其下方为SMCL和POL股骨止点的标志。在定位出VOM止点后，向前约5mm定位出SMCL止点，在股骨内髁稍上、后方。植入标准的导针，在正确辨认出POL之前，暂不建立7mm骨道。如果合并有交叉韧带损伤或者患者既往有交叉韧带修复手术，应该注意将骨道适当移向近端，避免破坏PCL骨道。

POL的股骨止点位于收肌结节远端后方。POL止点在腓肠肌结节远端7.7mm前方2.9mm。通过观察发现，关节囊之后部分的垂直纤维就是POL中央支。一旦POL止点被辨认出来后，平行置入一导针，7mm钻头钻取25mm骨道。SMCL股骨止点的骨道也用相同的方法获得。

此时，应将注意力转向软组织移植物的准备。常规使用自体腘绳肌腱（半腱肌）或类似的异体腘绳肌腱。用来作为SMCL重建的移植物长度16cm，而用来POL重建的移植物12cm。这种长度适合于大多数患者重建，但是对于个别特殊的长度需求，应该调整长度。移植物用纤维线（Arthex，Naple，FL），采用Krakow方法两端编织缝合。

采用牵引线将POL移植物拉入股骨骨道。骨道要有足够的深度（2cm左右）。SMCL也用同样的方法。每个移植物都采用生物型空心钉（Arthex，Naple，FL）固定在解剖位置上。采用手工牵拉肌腱，确保螺钉固定后有一定的紧张度。

如果同时进行其他韧带修复或重建手术时，在进行远端内侧结构固定之前，应该先将其他肌腱牢固固定在预备好的骨道。

每个移植物的远端通过完整的支持带筋膜下方，至远端定位好的骨道。牵引线通过导针置入骨道，将移植物拉入之前准备好的骨道。在膝关节屈曲20°轻度内翻应力下，先拉紧。一枚空心螺钉（肌腱固定生物型螺钉，Arthex，Naple，FL）将肌腱固定在骨道内。观察和检查重建后的SMCL，确保没有出现明显的过紧或者限制膝关节屈伸活动。

将膝关节伸直，POL移植物拉紧后采用空心钉固定（肌腱固定生物型螺钉，Arthex，Naple，FL）。再次活动膝关节，确保没有过紧或限制膝关节屈伸活动。POL应该在伸直位紧张、屈曲位松弛，说明位于解剖位置。膝关节屈曲0°和20°给予外翻应力，检查是否不稳或确定移植肌腱有效性。

在这一步骤中，SMCL和POL已经被固定在解剖骨性止点位置；然而，正常的SMCL有一软组织附着与半膜肌前方。为了强调这点，在关节线远端12mm SMCL平行下方植入一缝合锚钉。作者采用生物型软组织锚钉（Arthex，Naple，FL）。一旦锚钉置入后，缝线穿过残留组织和SMCL移植物，重建 SMCL 和近端软组织的连接。膝关节活动后，再次紧张移植物，确定解剖重建成功。支持带的浅层缝合到重建后的表面（图 5-3）。

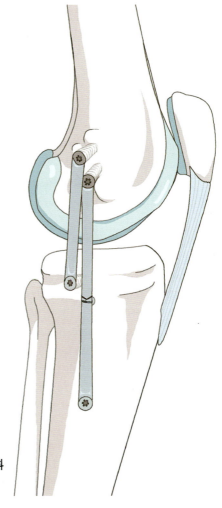

图 5-3 浅层内侧副韧带和后斜韧带解剖重建示意图

六、术后治疗

在 MCL 复合体解剖重建后,术后治疗的目的是防止股四头肌萎缩和关节粘连。术后第 1 周内,患者开始在有限活动范围内物理治疗。术后 6 周内不能负重。6 周内物理治疗主要集中在闭链训练和股四头肌力量训练。6 周后,逐渐过渡到完全负重和正常范围的活动。术后早期,应该进行多次有计划的复诊,确保成功的术后治疗和患者良好的依从性。

(傅仰木　周　巍　译　李众利　校)

主要参考文献

[1] Lind M,Jakobsen BW,Lund B,Hansen MS,Abdallah O,Christiansen SE(2009)Anatomical reconstruction of the medial collateral ligament and posteromedial corner of the knee in patients with chronic medial collateral ligament instability.Am J Sports Med 37:1116-1122

[2] Liu X,Feng H,Zhang H et al(2013)Surgical treatment of subacute and chronic valgus insta-bility in multiligament-injured knees with superficial medial collateral ligament reconstruction using Achilles allografts:a quantitative analysis with a minimum 2-year follow-up. Am J Sports Med 41:1044-1050

[3] Azar FM(2006)Evaluation and treatment of chronic medial collateral ligament injuries of the knee.Sports Med Arthrosc 14:84-90

[4] Marchant MH Jr,Tibor LM,Sekiya JK,Hardaker WT Jr,Garrett WE Jr,Taylor DC(2011)Management of medial-sided knee injuries,part 1:medial collateral ligament.Am J Sports Med 39:1102-1113

[5] Tibor LM,Marchant MH Jr,Taylor DC,Hardaker WT Jr,Garrett WE Jr,Sekiya JK(2011)Management of medial-sided knee injuries,part 2:posteromedial corner.Am J Sports Med 39:1332-1340

[6] LaPrade RF, Engebretsen AH, Ly TV, Johansen S, Wentorf FA, Engebretsen L (2007) The anatomy of the medial part of the knee.J Bone Joint Surg Am 89: 2000-2010

[7] Phisitkul P, James SL, Wolf BR, Amendola A (2006) MCL injuries of the knee: current con-cepts review.Iowa Orthop J 26: 77-90

[8] Coobs BR, Wijdicks CA, Armitage BM et al (2010) An in vitro analysis of an anatomical medial knee reconstruction.Am J Sports Med 38: 339-347

[9] Grood ES, Noyes FR, Butler DL, Suntay WJ (1981) Ligamentous and capsular restraints pre-venting straight medial and lateral laxity in intact human cadaver knees.J Bone Joint Surg Am 63: 1257-1269

[10] Thomas M, DeBerardino SAW (2010) Management of patients with combined ACL and medial collateral ligament insuffi ciency.In: Bach BR, Provencher MT (eds) ACL surgery: how to get it right the fi rst time and what to do if it fails.SLACK, Thorofare, NJ, pp 281-286

[11] Canata GL, Chiey A, Leoni T (2012) Surgical technique: does mini-invasive medial collateral ligament and posterior oblique ligament repair restore knee stability in combined chronic medial and ACL injuries? Clin Orthop Relat Res 470: 791-797

[12] Sims WF, Jacobson KE (2004) The posteromedial corner of the knee: medial-sided injury pat-terns revisited.Am J Sports Med 32: 337-345

[13] Bauer KL, Stannard JP (2013) Surgical approach to the posteromedial corner: indications, technique, outcomes.Curr Rev Musculoskelet Med 6: 124-131

[14] Abramowitch SD, Yagi M, Tsuda E, Woo SL (2003) The healing medial collateral ligament following a combined anterior cruciate and medial collateral ligament injury-a biomechanical study in a goat model.J Orthop Res 21: 1124-1130

[15] Frank C, Woo SL, Amiel D, Harwood F, Gomez M, Akeson W (1983)

Medial collateral liga-ment healing.A multidisciplinary assessment in rabbits.Am J Sports Med 11：379-389

[16] Frank C，Amiel D，Woo SL，Akeson W（1985）Normal ligament properties and ligament heal-ing.Clin Orthop Relat Res 196：15-25

[17] Frank CB，Loitz BJ，Shrive NG（1995）Injury location affects ligament healing.A morpho-logic and mechanical study of the healing rabbit medial collateral ligament.Acta Orthop Scand 66：455-462

[18] Osti L，Papalia R，Del Buono A，Merlo F，Denaro V，Maffulli N（2010）Simultaneous surgical management of chronic grade-2 valgus instability of the knee and anterior cruciate ligament defi ciency in athletes.Knee Surg Sports Traumatol Arthrosc 18：312-316

[19] Hughston JC，Eilers AF（1973）The role of the posterior oblique ligament in repairs of acute medial（collateral）ligament tears of the knee.J Bone Joint Surg Am 55：923-940

[20] Woo SL，Chan SS，Yamaji T（1997）Biomechanics of knee ligament healing，repair and recon-struction.J Biomech 30：431-439

[21] Zaffagnini S，Bignozzi S，Martelli S，Lopomo N，Marcacci M（2007）Does ACL reconstruction restore knee stability in combined lesions?：an in vivo study.Clin Orthop Relat Res 454：95-99

[22] Lonergan K，Taylor D（2002）Medial collateral ligament injuries of the knee an evolution of surgical reconstruction.Tech Knee Surg 1(2)：137-145

[23] Stannard JP（2010）Medial and posteromedial instability of the knee：evaluation，treatment，and results.Sports Med Arthrosc 18：263-268

第 6 章

慢性后内侧不稳定：重建技术

Davide E.Bonasia，Simone Spolaore，Corrado Bertolo，and Roberto Rossi

一、前　言

膝关节内侧副韧带（MCL）和后内侧角（PMC）损伤相对常见。据报道，在美国 MCL/PMC 损伤的发病率为每年 0.24/1000。这些损伤可能是单独损伤或合并其他韧带损伤。理解解剖结构和它们独特的生物力学作用之间复杂的关系，对这些损伤的诊断和治疗至关重要。大部分膝关节内侧损伤通过非手术治疗都能愈合。然而，有些膝内侧损伤导致慢性不稳和功能受限。在 MCL/PMC 急性损伤中，由于非手术治疗有较高的愈合能力，而手术可能出现并发症（主要是关节僵硬），因此存在争议。尽管手术是治疗慢性不稳的唯一选择，但是关于该手术没有一个是最好的方法，因此关于这个话题，有多种手术方法。

本章的目的主要是介绍最常用的 PMC 重建手术技术。同时也介绍手术技术和文献结果。描述关于膝关节内侧和后内侧结构的解剖要素和生物力学，目的是更好地理解不同的手术方法。

二、解剖和生物力学

关于 MCL 解剖，我们有专门的章节来介绍。后内侧角（PMC）结构包括位于内侧副韧带浅层（SMCL）纵行纤维的后缘至后交叉韧带的内侧缘（图 6-1）。这些包括半膜肌扩张部、半月板后内侧角、后斜韧带（POL）、后内侧关节囊，以及腘斜韧带。POL 是膝关节内侧最不容易理解的结构之一。POL 由 3 支组成和 3 个筋膜止点：浅表支、中央支（胫骨支）和关节囊支，其主要结构为中央支，直接止于半月板后方和关节囊。Mueller 以前将 PMC 描述为"半膜肌角"，因为这个结构对 PMC 的动态稳定性起着重要作用。半膜肌的胫骨止点也是 PMC 的动态稳定装置。为了理解 PMC 结构的生物力学作用，我们必须知道 MCL 复合体的作用。生物力学上，MCL 主要对抗膝关节外翻应力，对内外旋转应力和胫骨后移起次要对抗作用。当后内侧关节囊松弛膝关节屈曲超过 30°

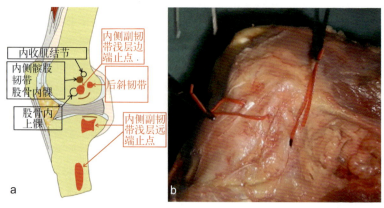

图 6-1　a. 膝关节内侧观：止点位置（摘自 Bonasia 等）；b. 膝关节内侧部位显示：MCL（左侧线圈）和 POL（右侧线圈）

第 6 章 慢性后内侧不稳定：重建技术

时，SMCL 维持内旋稳定的作用增加。相反，当膝关节伸直时，后内侧关节囊紧张，维持外翻应力稳定性、限制胫骨后移和胫骨内旋的作用增加。在膝关节屈曲初时，POL 对于胫骨内外旋转稳定性起次要作用，在膝关节完全伸直时限制胫骨向后移位。当 MCL 功能失效是，POL 在外翻和旋转稳定方面起着更重要的作用。

三、诊　　断

MCL 损伤的诊断，学者更喜欢 Fetto 和 Marshall 分类。这种分类将膝关节内侧损伤分为：1 级（没有外翻松弛）、2 级（屈曲 30°外翻松弛）、3 级（在 0°和 30°均有外翻松弛）。在各个平面上检查膝关节稳定性，以评估前后、侧方和旋转稳定性。

从定义上讲，患者膝关节内侧损伤在外翻应力下外侧松弛增加。检查者在膝关节屈曲 0°和 30°分别给予外翻应力。对于单纯的 SMCL 损伤，膝关节屈曲 30°关节间隙打开程度最大。膝关节伸直位关节间隙打开，提示合并有关节囊损伤、POL 损伤，或者两者均损伤。MCL Ⅲ 级损伤通常合并有其他韧带损伤（主要是 ACL）。

其他体格检查方法是在膝关节不同屈曲角度同时旋转进行检查，目的是区分 MCL 损伤和 MCL/PMC 损伤。最常用的一种方法是：膝关节屈曲 30°足外旋，给予外翻应力。出现前内侧旋转不稳（AMRI）时，提示有 PMC 损伤。AMRI 可以通过胫骨中立位或外旋位时做前抽屉试验来诊断。外旋位胫骨前移增加，提示 AMRI。外旋增加和 AMRI 提示 PMC 损伤或者可能合并有 ACL 损伤。

应做负重位膝关节前后位和侧位 X 线片。如果出现外翻畸形，应做下肢全长位 X 线片。MRI 在合并骨和软组织损伤（前后交叉韧带、后外侧角和半月板）诊断上很有帮助，同时可以明确内侧/后内侧韧带损伤的具体位置和损伤程度。然而，MRI 对于韧带结构损伤的敏感性通常过高。

四、适应证

在急性损伤（＜3 周），Ⅰ～Ⅱ级损伤通常可以采用非手术治疗，但是，对于Ⅲ级损伤不管是单纯损伤或者合并伤，其治疗都存在争议。

另一方面，慢性损伤（＞6 周）的内侧/后内侧不稳，不采取非手术治疗。然而，选择合适的手术方法仍存在争议。此外，下肢力线也是重要的判断因素，因此需要仔细评估。如果力线在中立位或者内翻，只要进行软组织手术改变内侧不稳即可。如果有严重的外翻畸形，应考虑股骨远端内翻截骨，软组织手术需要与否视情况而定。

如果合并 PMC 和 ACL 不稳，应该进行 ACL 重建手术，同时术中评估膝关节稳定性，判断是否有内侧松弛。如果膝关节完全伸直，内侧间隙开口于对侧相比大于 4mm，应该考虑关节囊手术或 MCL 重建手术。术前时要认真评估和计划，以便在 ACL 重建术后，PMC 重建有可用肌腱及空间。在这些病例，为了把腘绳肌腱留作 PMC 重建，作者建议采用髌腱或异体肌腱进行 ACL 重建。当然，也可以采用异体肌腱进行 PMC 重建手术。

对于膝关节多发韧带损伤的病例，通常采用急性手术，但是对于一些病例（如多发损伤），可能推迟手术，遵循先进行危重损伤处理的原则。在一些慢性膝关节多发韧带损伤的年轻患者中，作者的方法是采用异体肌腱对所有的韧带损伤一次性重建。仅可选择 ACL 重建推后。

对于膝关节内侧和后内侧韧带损伤的治疗，有许多手术技术，有采用异体肌腱，也有采用自体肌腱的。这些方法可以分为关节囊手术和重建手术。

五、关节囊手术

在这些手术中，松弛的内侧/后内侧结构被再次紧张，但是并不重建。这种手术方法在之前的章节已经介绍。

（一）后内侧结构张力再恢复

这种手术的目标是增加松弛的内侧/后内侧结构的起点和止点的距离。此手术将松弛的肌腱、韧带部分附着在周围完整的结构上。因此，当内侧/后内侧关节囊结构完整时，该手术才是适应证。关于松弛结构的再紧张没有严格的手术原则，因为这是由患者的损伤类型来决定的。然而，不同的结构应该被显露清楚，同时判断其张力。这些结构包括 SMCL、后内侧关节囊、内侧半月板止点、POL 和半膜肌腱的关节囊支。

纵行切开缝匠肌筋膜，注意不要损伤隐神经。探查整条 MCL（近端止点、远端止点和体部）。显露后内侧关节囊并探查松弛程度，在 MCL 后方纵行切开关节囊。分辨出半膜肌关节囊支，并且探查它的张力。评估 POL 和半月板胫骨韧带止点。每个松弛的结构被缝合到周围完整的韧带或肌腱上，或者通过骨道缝合到骨床上。可以通过 POL 和 MCL 多重加强缝合。

（二）整体上移

该手术的适应证是出现内侧/后内侧全方位松弛。做内侧弧形（Hockey-stick）切口，从鹅足至股骨内髁后方。分辨出内侧/后内侧复合体最薄弱的止点（股骨或胫骨）。在最薄弱的止点处整体松解整个肌腱/韧带（整体），而不是将肌腱和韧带分开松解，为的是保留它们的完整性和血供（图6-2）。这一整体必须牢固缝合，再次恢复张力，固定回骨骼上。如果胫骨止点松弛，应在前下方重新固定回骨骼；而股骨止点松弛，应在后上方重新固定回骨骼。将等长点周围的股骨"粗糙化"，直到出血为止。可以采用门型钉或缝合锚钉进行固定。当进行MCL急性修复，特别是采用近端整体上移术，注意等长固定，以减少术后僵硬的风险。

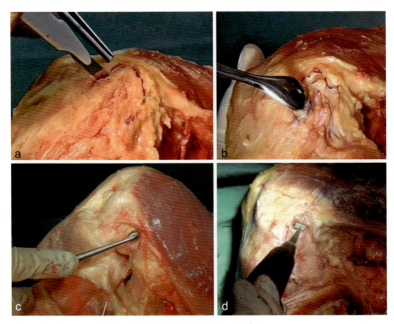

图 6-2　En Masse 图解

a、b. 最薄弱的止点结构（在这个标本中，股骨止点）被松解成为一个完整肌腱/韧带单位（enmasse）；c. 等长点周围的骨质"粗糙化"，直到有出血为止；d. 采用门型钉或缝合锚钉固定

六、重建手术

（一）Kim 技术

在股骨内髁至鹅足做一弧形切口。向内牵开缝匠肌和股薄肌。获得半腱肌，保留胫骨止点。半腱肌近端采用 2 号不可吸收线编织缝合。在股骨内髁后上方置入一枚 1.6mm 克氏针。半腱肌腱近端绕过克氏针，在膝关节整个活动范围内测出等长点（＜2mm 范围）。6.5mm 松质骨螺钉和 18mm 软组织垫片沿着克氏针植入。在等长点近端钻取 9mm 螺钉孔（垫片的半径）。在螺钉孔周围去皮质化。在拉紧肌腱后，膝关节屈曲 30°内翻应力下拧紧螺钉（图 6-3）。分离半膜肌腱的直接头。在膝关节屈曲 30°，将半腱肌腱的游离端绕过半膜肌腱直接头下方后缝合在一起。

（二）Stannard 技术

Stannard 技术是 Kim 技术的改良方法，将半腱肌腱的游离端通过半膜肌腱直接头的下方，然后缝合到半腱肌腱胫骨端完整的止点上（图 6-4）。在膝关节屈曲大约 40°轻度内翻应力下，拉紧肌腱。

（三）Lind 技术

切口、取半腱肌、等长点评估都和 Kim 技术一样。在股骨等长点钻取与双环肌腱大小相同的骨道。肌腱环采用棒球缝合法加强缝合，穿过骨道采用界面螺钉固定（直径和骨道相同或根据骨质量大 1mm）。这一步是在膝关节屈曲 10°旋转中立位进行的。然后在内侧胫骨髁后角从前向后钻取胫骨骨道（和肌腱直径一样）。胫骨骨道出口在胫骨平台下方 10mm、半膜肌腱止点后外侧。肌腱的游离端穿过胫骨骨道后方，采用一枚

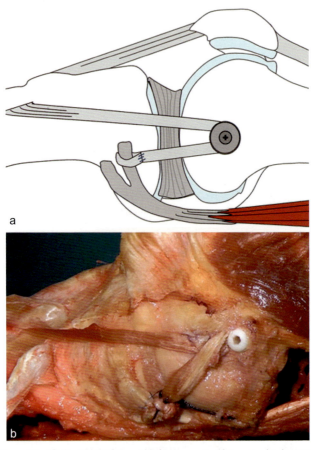

图 6-3　a.Kin 技术（见文中）（摘自 Bonasia 等）；b. 标本显示重建手术（在该病例中，采用界面螺钉，而不是螺钉垫片）

第 6 章 慢性后内侧不稳定：重建技术

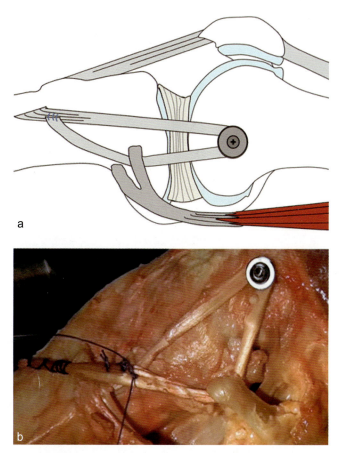

图 6-4　a. 标准的 Kim 改良技术（见文中）（摘自 Bonasia 等）；b. 标本显示重建后的情况

界面螺钉固定（直径和骨道一样），重建 POL（图 6-5）。这一步是在屈曲 60°旋转中立位拉紧的。

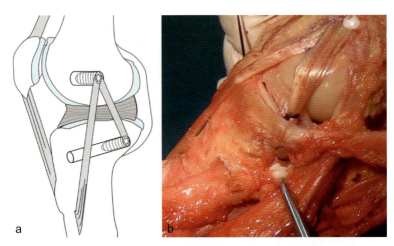

图 6-5　a.Lind 技术（见文中）（摘自 Bonasia 等）；b.标本显示重建后的情况

（四）Coob 技术

这种技术仅用单一的内侧切口、2 条肌腱、4 个骨道，同时重建了 SMCL 和 POL（图 6-6）。采用异体肌腱或自体股薄肌和半腱肌。必须显露这两个肌腱的近端和远端止点解剖（图 6-1）。使用克氏针评估两股肌腱的等长点。在等长点钻取合适大小的骨道。SMCL 是在膝关节屈曲 30°拉紧的，而 POL 是在屈曲 0°拉紧的。可以采用界面螺钉固定。

（五）Borden 技术

采用 2 个切口、一枚导针穿过股骨内髁。接着，2 号缝线绕过导针，从胫骨切口拉出（沿着 MCL）（图 6-7）。在

第 6 章 慢性后内侧不稳定：重建技术

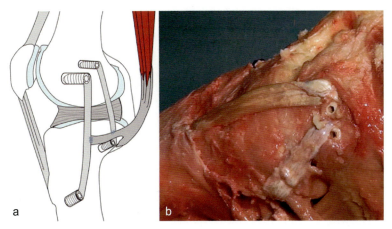

图 6-6 a.Coobs 技术（见文中）（摘自 Bonasia 等）；b. 标本显示重建后的情况

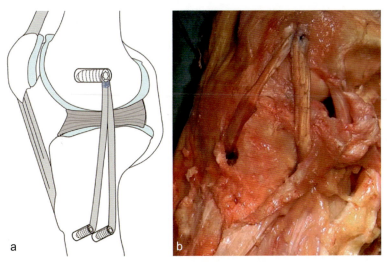

图 6-7 a.Borden 技术（见文中）（摘自 Bonasia 等）；b. 标本显示重建后的情况

MCL胫骨止点的前方，全范围活动膝关节，通过缝线测出等长点。另外在胫骨等长点置入另外一枚导针。同样方法测出等长点（图6-8）。腘绳肌腱向后内侧牵拉。胫骨后方的等长点也通过相同的方法确定。置入第二枚导针。采用异体胫前肌腱双股缝合准备。或者，也可采用自体半腱肌腱。根据肌腱直径的大小，钻取股骨骨道30mm，胫骨骨道25mm。移植肌腱被拉入股骨骨道并用界面螺钉固定。异体肌腱的游离端通过软组织下方，从胫骨切口拉出。后束一股在膝关节屈曲60°内旋时，采用界面螺钉固定（图6-7）。前束一股在膝关节屈曲30°用同样的方法固定。

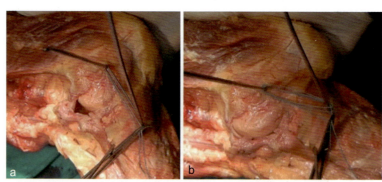

图6-8 寻找等长点的技术。在该病例中，2枚克氏针呈预设等长点位置。缝线绕过克氏针，用钳子夹住，然后膝关节全范围活动。在该病例中，这两个点不是等长点；注意到屈膝时缝线过紧（a），伸膝时过松（b）

七、寻找等长点的技巧

寻找胫骨等长点，绝大部分是股骨等长点，对于MCL重建术后获得良好稳定性，避免关节僵硬是很重要的。有4种方法可以用来寻找等长点。

第6章　慢性后内侧不稳定：重建技术

（1）在预先设置等长点的位置置入2枚克氏针。缝线绕过克氏针，血管钳固定缝线。如果在整个活动过程中，缝线的张力一样，说明就是等长点。

（2）或者，当自体腘绳肌腱远端被保留时，1枚克氏针置入股骨等长点；肌腱绕过克氏针，采用记号笔标注。膝关节全范围活动（图6-9）。如果标注的地方在克氏针移动超过2mm

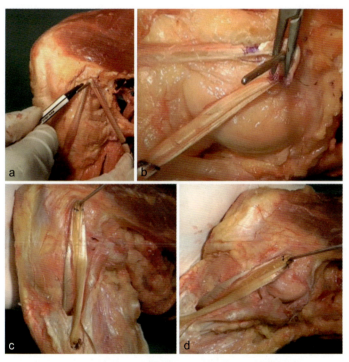

图6-9　寻找等长点的技术。当腘绳肌移拉肌腱从远端游离时，克氏针置入股骨等长点；移植肌腱绕过克氏针且用画线笔标记（a）；膝关节全范围活动。标记点移位超过克氏针2mm指示并非股骨等长点（b）；这点当膝关节屈曲；（c）到伸直（d）；标记点不够位，即为等长点

说明不是股骨的等长点。

(3) 在股骨预设等长点的克氏针上绕过肌腱,并用血管钳固定。如果是等长点的话,在整个膝关节活动过程中,肌腱的张力是一样的(图6-10)。

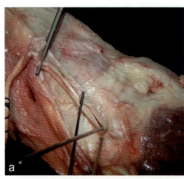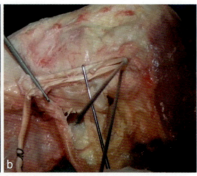

图6-10 寻长等长点技术。在预设股骨等长点,位置置入克氏针,移植肌腱绕过克氏针,并用Kelly钳夹住。如果移植肌腱是等长时,在膝关节全范围活动时,用探钩测试移植肌腱。紧张度是一致的(a、b)

(4) 透视下获得股骨远端良好的侧位相。等长点位于Blumensaat线和股骨干后方皮质前部分的交点处。

八、作者更倾向的手术技术

作者更倾向的手术技术是Kim技术,这种手术简单(不需要钻取多个骨道)、可靠(文献报道结构良好)、低廉(只需要一个固定物)、具有可重复性、可以同时重建SMCL和POL。

九、术后处理

尽管没有标准的术后康复方案，作者对于术后处理如下：患者佩戴铰链支具部分负重；术后即可进行 0°～90°的被动活动；术后 2 周内，应该避免过伸和屈曲超过 90°；术后即可进行等长力量训练；术后 3 周进行全范围活动、闭链力量训练；术后 6 周完全负重；术后 4～6 个月可以重返赛场。

十、结　果

在急性和慢性 PMC 重建手术后，报道的结果都良好。

最近一篇综述报道了 MCL 和 PMC 重建手术的结果，总结在表 6-1。各种手术的并发症报道都很少。Kim 在 24 例患者中，报道 1 例伤口感染、2 例螺钉松动。Lind 报道过 1 例化脓性关节炎，以及轻度膝关节活动度减少发病率为 20%。

然而，关于这些文献报道的局限性是很明显的。正如在结构表中显示，这些研究大部分都是系列研究，具有不均衡性（伴有或不伴有韧带损伤），内侧松弛评估系统和结果评分系统都不一样。

十一、讨论和结果

MCL 和 PMC 损伤相对常见。PMC 损伤通常在高能量创伤中发生（如多发韧带损伤），而单纯 MCL 损伤通常伴有 ACL 损伤。理解膝关节内侧的解剖结构、正确的适应证、精确的手术是获得良好治疗效果的关键。对于 MCL/PMC 重建手术有许多种手术方法。然而，关于这个课题的文献报道不多，也没有报道哪种手术方法会取得更好的结果。当进行 MCL/PMC 重建手术时，评估下肢力线和有无合并其他韧带损伤很重要，并依此制订成功的手术方案。如果出现外翻畸形和慢性内侧不

表 6-1 MCL/PMC 重建手术的结果

作者、年份、文献	患者数量和损伤类型	手术技术	移植物	随访	结果
Kim 等．(2008)	24 MCL+POL	MCL/PMC 重建	自体半腱肌保留胫骨端止点	平均 52.6 个月（25～92）	Lysholm 评分 91.9（80～100）22/24 内侧关节间隙打开 2mm
Lind 等．(2009)	13 单纯 MCL 损伤 34 ACL+MCL 14 多发韧带	MCL/PMC 重建	自体半腱肌保留胫骨端止点	40 个月（26～68）	满意度 91.9% 98% 正常或接近正常膝关节稳定性
Stannard 等．(2012)	73 膝关节脱位	25 修复 vs 48 MCL 和 POL 重建	自体半腱肌或异体肌腱重建	平均 43 个月	修复组 5 失败（20%） 重建组 2 例失败（4%）

MCL. 内侧副韧带；PMC. 后内侧角；ACL. 前交叉韧带；POL. 后斜韧带

稳，应考虑进行股骨远端内翻截骨。术中，我们强调寻找等长点（主要是股骨），避免发生关节僵硬。关节僵硬是这种手术最常见的手术并发症。

（傅仰木　周　巍　译　李众利　校）

主要参考文献

[1] Pedowitz RA，O'Connor JJ，Akeson WH（2003）Daniel's knee injuries：ligament and cartilage structure，function，injury，and repair，2nd edn.Lippincott Williams & Wilkins，Philadelphia

[2] Tibor LM，Marchant MH Jr，Taylor DC，Hardaker WT Jr，Garrett WE Jr，Sekiya JK（2011）Management of medial-sided knee injuries，part 2：posteromedial corner.Am J Sports Med 39-6：1332-1340

[3] Mueller W（1983）The knee：form，function，and ligament reconstruction.Springer，Berlin

[4] Robinson JR，Sanchez-Ballester J，Bull AM，Thomas Rde W，Amis AA（2004）The postero-medial corner revisited：an anatomical description of the passive restraining structures of the medial aspect of the human knee.J Bone Joint Surg Br 86-B：674-681

[5] Haimes JL，Wroble RR，Grood ES et al（1994）Role of the medial structures in the intact and anterior cruciate ligament-deficient knee.Limits of motion in the human knee.Am J Sports Med 22：402-409

[6] Griffith CJ，LaPrade RF，Johansen S，Armitage BM，Wijdicks CA，Engebresten L（2009）Medial knee injury：part 1，static function of the individual components of the main medial knee structures.Am J Sports Med 37：1762-1770

[7] Petersen W，Loerch S，Schanz S et al（2008）The role of the posterior oblique ligament in controlling posterior tibial translation in the posterior cruciate ligament deficient knee.Am J Sports Med 36：495-501

[8] Fetto JF，Marshall JL（1978）Medial collateral ligament injuries of

the knee: a rationale for treatment.Clin Orthop 132: 206-218
[9] Fanelli GC, Harris JD (2006) Surgical treatment of acute medial collateral ligament and pos-teromedial corner injuries of the knee. Sports Med Arthrosc 14 (2): 78-83
[10] Robinson JR, Bull AMJ, Thomas RR, Amis AA (2006) The role of the medial collateral liga-ment and posteromedial capsule in controlling knee laxity.Am J Sports Med 34: 1815-1823
[11] Bauer KL, Stannard JP (2013) Surgical approach to the posteromedial corner: indications, technique, outcomes.Curr Rev Musculoskelet Med 6 (2): 124-131
[12] Lonner JH, Dupuy DE, Siliski JM (2000) Comparison of magnetic resonance imaging with operative fi ndings in acute traumatic dislocations of the adult knee.J Orthop Trauma 14: 183-186
[13] Holden DL, Eggert AW, Butler JE (1983) The nonoperative treatment of grades I and II medial collateral ligament injuries to the knee.Am J Sports Med 11: 340-344.36
[14] Indelicato PA, Hermansdorfer J, Huegel M (1990) Nonoperative management of complete tears of the medial collateral ligament of the knee in intercollegiate football players.Clin Orthop Relat Res 256: 174-177
[15] Klimkiewicz JJ, Petrie RS, Harner CD (2000) Surgical treatment of combined injury to ante-rior cruciate ligament, posterior cruciate ligament and medial structures.Clin Sports Med 19: 479-492
[16] Levy BA, Fanelli GC, Whelan DB, Stannard JP, MacDonald PA, Boyd JL, et al, Knee Dislocation Study Group (2009) Controversies in the treatment of knee dislocation and multi-ligament reconstruction.J Am Acad Orthop Surg 17 (4): 197-206
[17] Bonasia DE, Bruzzone M, Dettoni F, Marmotti A, Blonna D, Castoldi F, Gasparetto F, D'Elicio D, Collo G, Rossi R (2012) Treatment of medial and posteromedial knee instability: indications, techniques, and review of the results.Iowa Orthop J 32: 173-183.Review

[18] Noyes FR, Barber-Westin SD (2005) Posterior cruciate ligament revision reconstruction, part 1: causes of failure in 52 consecutive operations.Am J Sports Med 33: 646-654

[19] Peterson W, Loerch S, Schanz S, Raschke M, Zantop T (2008) The role of the posterior oblique ligament in controlling posterior tibial translation in the posterior cruciate ligament-deficient knee.Am J Sports Med 36: 493-501

[20] Benjamin JJ 3rd, Ferguson CM, Martin DF (2006) Surgical treatment of chronic posteromedial instability using capsular procedures.Sports Med Arthrosc 14 (2): 91-95

[21] Hughston JC, Barrett GR (1983) Acute anteromedial rotatory instability.Long-term results of surgical repair.J Bone Joint Surg Am 65 (2): 145-153

[22] Kim SJ, Lee DH, Kim TE, Choi NH (2008) Concomitant reconstruction of the medial collat-eral and posterior oblique ligaments for medial instability of the knee.J Bone Joint Surg Br 90 (10): 1323-1327

[23] Stannard JP (2010) Medial and posteromedial instability of the knee: evaluation, treatment, and results.Sports Med Arthrosc 18 (4): 263-268

[24] Lind M, Jakobsen BW, Lund B, Hansen MS, Abdallah O, Christiansen SE (2009) Anatomical reconstruction of the medial collateral ligament and posteromedial corner of the knee in patients with chronic medial collateral ligament instability.Am J Sports Med 37 (6): 1116-1122

[25] Coobs BR, Wijdicks CA, Armitage BM, Spiridonov SI, Westerhaus BD, Johansen S, Engebretsen L, Laprade RF (2010) An in vitro analysis of an anatomical medial knee recon-struction.Am J Sports Med 38: 339-347

[26] Wijdicks CA, Griffith CJ, Johansen S, Engebretsen L, Laprade RF (2010) Injuries to the medial collateral ligament and associated medial structures of the knee.J Bone Joint Surg Am 92 (5): 1266-

1280

[27] Borden PS,Kantaras AT,Caborn DN(2002)Medial collateral ligament reconstruction with allograft using a double-bundle technique. Arthroscopy 18(4):E19

[28] Stannard JP,Bauer KL(2012)Current concepts in knee dislocations:PCL,ACL,and medial sided injuries.J Knee Surg 25:287-294

[29] Stannard JS,Black BS,Azbell C,Volgas DA(2012)Posteromedial corner injury in knee dis-locations.J Knee Surg 25:429-434

[30] Sims WF,Jacobsen KE(2004)The posteromedial corner of the knee:medial-sided injury pat-terns revisited.Am J Sports Med 32:337-345

第 7 章

慢性前外侧膝关节松弛：重建技术

Patrick Djian，Romain Rousseau，
and Konstantinos G.Makridis

一、前　言

过去，关节外外侧重建手术是用来治疗膝关节轻度旋转不稳的独立手术。现在，膝关节外侧重建手术是用来辅助膝关节初期修复或关节内重建手术的一种方法，主要用来治疗明显的旋转不稳。

进行单束前交叉韧带（ACL）重建手术，并不能完全恢复正常膝关节运动，尤其是旋转稳定性。文献报道失败率为11%～30%。不同手术技术被用来提高ACL重建手术的效果。解剖双束重建，重新建立前内侧束（AM）和后外侧束（PL），被用来更好地控制膝关节旋转稳定性。关节外手术如外侧肌腱固定术，用来减少旋转不稳定。

在移植物进行重塑的过程中，关节外手术可以用来防止应力作用下引起的轴移、通过分散应力的机制保护关节内的移植物。

Sydney等在膝关节尸体试验中发现，髂胫束肌腱固定术可以减少轴移现象的发生，从而减少外旋屈曲时固定胫骨进行Lachman试验时胫骨向前移位。他们发现肌腱固定术在伸直位

时没有作用,在屈曲20°～60°时拉紧,屈曲90°时过于紧张,因此肌腱固定术有时会过度伸展,导致术后远期失效。

在1990年,L.Engebretsen 等在另外一项尸体研究中发现,髂胫束肌腱固定术结合标准的关节内重建手术可以明显减少 ACL 移植物平均43%的应力。

在1993年,Amis 和 Scammell 在他们的尸体研究中报道,单纯的 ACL 损伤膝关节额外行关节外重建手术,没有明显的生物力学优点。

1996年,Samuelson 等进行了另外一项尸体研究。当膝关节复合伤行关节内重建手术时,予关节外肌腱固定术,并分别施加0N或22N的张力,在任何屈曲角度都可以明显减少过度内旋,但在完全伸直时,张力为0N则没有此作用。当关节松弛或复合旋转不稳时,作者建议采用肌腱固定术。

本章的目的是介绍膝关节前外侧不稳的不同重建手术,并且对他们的效果和结果进行文献综述。

二、手术技术

有几种不同的关节外重建手术。绝大部分采用髂胫束(ITB)条作为限制胫骨内旋及外侧间隙前方松弛。

Lamaire 手术(图7-1)。这种手术在1967年首次被描述。附着于 Gerdy 结节的阔筋膜 15cm×1.5cm 条从外侧副韧带下方穿过后,再从腓肠肌外侧头骨道穿过。再次从外侧副韧带下方穿过,然后穿过 Gerdy 结节下方的骨道。

Christel 和 Djian(图7-2)介绍了在股骨骨道内使用髂胫束条。肌腱固定术由 12mm×75mm 髂胫束条(ITB),保留髂胫束 Gerdy 结节止点部分。用卡钳测量器确定等长点位于 Krackow 点 F9 区域。髂胫束条扭转 180°加强等长点。然后在股骨钻骨道,采用界面螺钉固定。

第 7 章 慢性前外侧膝关节松弛：重建技术

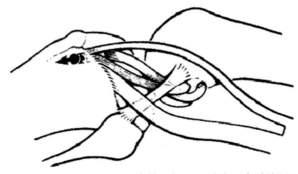

图 7-1 Lemaire 技术。采用髂胫束的一部分经过外髁穿过外侧副韧带下方，关节外重建外侧结构

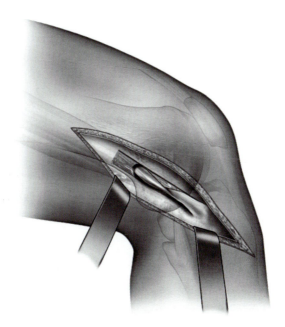

图 7-2 关节外肌腱固定术。采用髂胫束一部分绕过股骨髁重建关节外侧结构

MacIntosh 手术（图 7-3）。这种手术采用一条 ITB，被称为外侧替代重建手术。从 ITB 中部分离出一根 20cm 长、2～4cm 宽的条状物，并且反折至 Gerdy 结节止点处。在股骨外髁、外侧副韧带止点后做骨膜下通道。ITB 条状物通过外侧副韧带深处，通过骨膜下通道。在外侧肌间隔远端止点至股骨外髁做另一个骨膜下通道，用来穿过 ITB 条状物。ITB 条状物绕过肌间隔，然后再次经过外侧副韧带深面。ITB 在

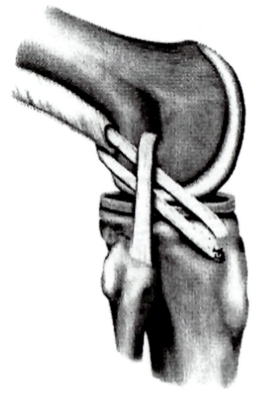

图 7-3 MacIntosh 手术。采用髂胫束一部分通过肌肉间隙且穿过外侧副韧带下方。重建关节外侧结构

第 7 章 慢性前外侧膝关节松弛：重建技术

屈膝 90°采用锚钉固定。

Losee 手术（图 7-4）。Losee 等依托 ITB 条设计了一种手术。在膝关节近端做一个大约 15cm 的切口。然后，在 ITB 上做几个平行切口，间隔 2.5cm，获得长约 16cm 的 ITB 条状物，但是保留 Gerdy 结节止点部分。从外侧副韧带止点前方到远端，

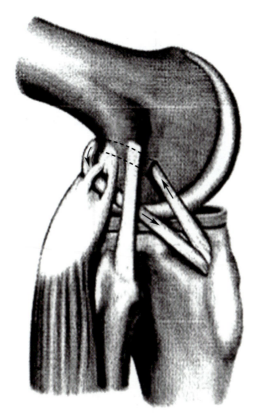

图 7-4 Losee 手术。移植肌腱穿过关节外股骨髓且通过关节囊和外侧腓肠肌

在股骨外髁做一骨道,然后将 ITB 条状物拉入骨道。

Ellison 远端 ITB 转位术(图 7-5)。Ellison 手术是 Galway 和 MacIntosh 早期技术的改良,但是 ITB 从 Gerdy 结节处游离出来,然后在外侧副韧带股骨髁止点下方穿过。

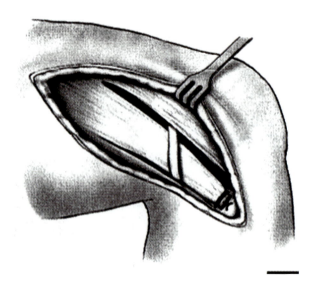

图 7-5 Ellison 手术。髂胫束穿过外侧副韧带下方。髂胫束近端保持完整

Andrew 手术(图 7-6)。这是一种微创重建手术,用等长 ITB 条,用来防止前外侧不稳。2 条 ITB 关节囊外条状物被固定在股骨外髁,前方条状物在屈曲时拉紧,后方条状物在伸直时拉紧。

Müller ALFTL 肌腱固定术。肌腱固定术是从髂胫束后方获取一条 1.25cm 的条状物。在髂胫束上做 2 条与纤维平行的切口,保留髂胫束远端止点部分。在股骨干和股骨外髁交点,作为条状物等长点 Krackow 点 F9 区域。这个点和 Müller 描述

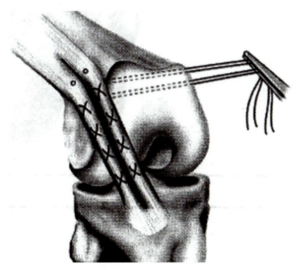

图 7-6　Andrew 手术。髂胫束两条关节外部分被固定到股骨外髁，因此，前方部分在屈曲时紧张，后方部分在伸直时紧张

的 monograph 2′的远端后方，因此在这个解剖位置更容易在临床获得等长效果。然后，条状物就采用全螺纹 3.5mm AO 松质骨螺钉，加锯齿状垫片固定。

联合关节内和关节外重建手术。关节外手术用来加强关节内重建手术，因为在愈合阶段，关节外手术可以保护关节内移植物。

Marcacci 技术包括关内腘绳肌腱重建手术和关节外加强手术（图7-5）。获得半腱肌和股薄肌肌腱，但是保留胫骨止点部分。将它们穿过胫骨和股骨骨道，然后穿过 ITB 的外侧和深部，固定在 Gerdy 结节上。此种手术，ITB 移植物的问题，如供区的并发症可以避免。

其他作者使用同样的腘绳肌腱移植物进行关节外肌腱固定

手术。

Roth 等对比了单纯关节内手术和关节内联合关节外重建手术。认为关节外加强手术没有益处。没有明确的指征选择单纯关节内手术或关节内联合关节外手术。

Strum 等对比了 43 例进行联合手术的患者和 84 例单纯进行关节内重建的患者情况，结果没有发现明显不同。同样，其他研究也显示附加的关节外重建手术并没有明显的优点。

三、结　果

结果如表 7-1。

四、讨　论

外侧关节外重建手术可以单独进行，也可以联合关节内重建手术进行。

一些作者报道了关节外重建手术失败，出现复发性不稳。报道过外侧关节间隙过紧导致退行性改变。然而，这些手术都是在没有同时进行关节内 ACL 重建手术，导致关节维持在后外侧半脱位状态下的。另外一个可能导致较差结果的原因可能是功能锻炼的方法，包括术后长时间固定。

采用外侧关节外重建手术避免并发症的技巧

股骨的正确止点和关节外重建的张力是成功恢复正常生物力学的关键。通常建议，最佳股骨固定位置是在外侧副韧带股骨止点的近端后方。尽管作者目标是在外侧副韧带止点近端后方的 Krackow F9 位置，但由于这些股骨髁肌腱固定的位置可变性大，因此重复性不强。手术中使用卡钳测量技术，可以比较准确找出 Krackow F9 正确位置。

180°扭转后进行肌腱固定，可以减少肌腱距离变化（在

第7章 慢性前外侧膝关节松弛：重建技术

表7-1 单纯关节外前交叉韧带重建手术的结果

作者	手术技术	病例例数	随访	术后康复计划	评分系统	结果
Amirault 等	MacIntosh 手术	27	11.3（8～14）年	长腿石膏固定5周	临床评估	52%优或良好 26%一般 22%差
Dandy	MacIntosh 手术	18	69个月		Lysholm	
Durkan 等	Ellison 手术	104	51(24～100)个月	长腿石膏固定6周	客观和临床评分	80%优良 14%一般 6%差
Ellison	ITB	18		长腿石膏固定6周	Kennedy	44%优 39%好 17%差
Frank 和 Jackson	MacIntosh 手术	35	12年	长腿石膏固定6周	临床评估	77%优 17%较好 6%差
Fox 等	Ellison 手术	76				
Hanks 等	Ellison 手术	30	25个月	长腿石膏固定6周	主观和客观评估	79%主观良好 46%客观良好

续表

作者	手术技术	病例例数	随访	术后康复计划	评分系统	结果
Ireland 和 Trickey	MacIntosh 手术	50	2.2 年	长腿石膏固定 6 周	临床评估	
Kennedy 等	Ellison 手术	28	6 个月	长腿石膏固定 6 周	主观评估	57% 优或良 24% 轴移
Lazzarone 等	Lemaire 手术	40				80% 优良结果
Losee 等	Losee 手术	50	1～6.5 年	长腿石膏固定 7 周	主观和客观评估	41 好 6 一般 3 差
Marston 和 Chen	Ellison 手术	22	59 个月	长腿石膏固定 6 周	临床评估	77% 优
Molster 等	Losee 手术	34	2（1～4）年	长腿石膏固定 6 周	Lysholm	61% 优良结果
Neyret 等	Lemaire 手术	33	4.5 年		Arpege 主观评分和临床评估	
Taylor 等	MacIntosh 手术	18	平均 9.3 个月	长腿石膏固定 4 周	Cincinnati	
Reid 等	Ellison 手术	32	11（7～15）年		Lysholm	

一定屈曲角度范围内，最大距离和最小距离之间的变化）。因此，在肌腱固定术中，180°扭转可以加强应力在肌腱纤维内传到，因此提高了肌腱固定的力学。

在前交叉韧带损伤体内应力条件下，ITB肌腱固定螺钉对减少胫骨前移是无效的。在这样的条件下，出现螺钉周围明显的拉力和撕裂，从而解释了单纯关节外固定手术早期成功，但晚期失败的原因。不建议采用螺钉加垫片固定。我们发明了一种骨道技术并且用螺钉固定。这种手术可重复。

最后，膝关节屈曲外旋位置也非常重要。应该在屈曲30°胫骨没有任何外旋的情况下进行固定。

五、结　论

关节内ACL重建是一个很有效的手术。为了提高手术效果并且更好地恢复运动学，应该加强关节外结构，减少轴移现象。然而，当我们同时进行关节内重建和关节外手术时，这些关节外手术的进一步提高，可以提供更好的生物力学固定、减少失败和翻修率。

不建议在后外侧抽屉试验位置下拉紧并且固定，因为这个位置可能导致后外侧间隙退行性改变。

也不建议过长的膝关节固定；强烈建议术后立即进行功能康复。

（傅仰木　王　琪　译　李众利　校）

主要参考文献

[1] Andrews JR, Sanders RA, Morin B（1985）Surgical treatment of anterolateral instability: a follow-up study.Am J Sports Med 13: 112-119

[2] Andrews JR, Sanders R（1983）A "mini-reconstruction" technique

in treating anterolateral rotatory instability (ALRI).Clin Orthop 172: 93-96

[3] Amirault JD, Cameron JC, MacIntosh DL, Marks P (1988) Chronic anterior cruciate ligament defi ciency: long-term results of MacIntosh's lateral substitution reconstruction.J Bone Joint Surg [Br] 70-B: 622-624

[4] Amis AA, Scammell BE (1993) Biomechanics of intra-articular and extra- articular recon-struction of the anterior cruciate ligament.J Bone Joint Surg Br 75 (5): 812-817

[5] Bach BR Jr, Tradonsky S, Bojchuk J, Levy ME, Bush-Joseph CA, Khan NH (1998) Arthroscopically assisted anterior cruciate ligament reconstruction using patellar tendon auto-graft: fi ve- to nine-year follow-up evaluation.Am J Sports Med 26 (1): 20-29

[6] Burgot D, Rosset P, Favard L, Burdin P (1988) Chronic anterior laxity of the knee treated by extra-articular ligamentoplasty: 226 cases reviewed after more than 2 years.Rev Chir Orthop Reparatrice Appar Mot 74: 424-429

[7] Christel P, Djian P (2002) Anterio-lateral extra-articular tenodesis of the knee using a short strip of fascia lata.Rev Chir Orthop Reparatrice Appar Mot 88 (5): 508-513

[8] Colombet P (2011) Knee laxity control in revision anterior cruciate ligament reconstruction versus anterior cruciate ligament reconstruction and lateral tenodesis: clinical assessment using computer-assisted navigation.Am J Sports Med 39: 1248

[9] Dandy DJ (1995) Some clinical aspects of reconstruction for chronic anterior cruciate liga-ment defi ciency.Ann R Coll Surg Engl 77: 290-298

[10] Dodds AL, Gupte CM, Neyret P, Williams AM, Amis AA (2011) Extra-articular techniques in anterior cruciate ligament reconstruction. A literature review.J Bone Joint Surg Br 93-B: 1440-1448

[11] Durkan JA, Wynne GF, Haggerty JF (1989) Extraarticular reconstruction of the anterior cruci-ate ligament insuffi cient knee.A

long-term analysis of the Ellison procedure.Am J Sports Med 17（1）：112-117

[12] Draganich LF，Reider B，Miller PR（1989）An in vitro study of the Muller antero-lateral femo-rotibial ligament tenodesis in the anterior cruciate ligament defi cient knee.Am J Sports Med 17：357-362

[13] Draganich LF，Reider B，Ling M et al（1990）An in vitro of an intraarticular Draganich Ling study and extraarticular reconstruction in the anterior cruciate ligament defi cient knee.Am J Sports Med 18：262-266

[14] Draganich LF，Hsieh YE，Reider B（1995）Iliotibial band tenodesis：a new strategy for attach-ment.Am J Sports Med 23（2）：186-195

[15] Ellison AE（1979）Distal iliotibial-band transfer for anterolateral rotator instability of the knee.J Bone Joint Surg Am 61-A：330-337

[16] Engebretsen L，Lew WD，Lewis JL，Hunter RE（1990）The effect of an iliotibial tenodesis on intraarticular graft forces and knee joint motion.Am J Sports Med 18（2）：169-176

[17] Ferretti A，Conteduca F，Monaco E，De Carli A，D'Arrigo C（2006）Revision anterior cruciate ligament reconstruction with doubled semitendinosus and gracilis tendons and lateral extra-articular reconstruction.J Bone Joint Surg Am 88（11）：2373-2379

[18] Frank C，Jackson RW（1988）Lateral substitution for chronic isolated anterior cruciate liga-ment defi ciency.J Bone Joint Surg Br 70 B（3）：407-411

[19] Fox JM，Blazina ME，Del Pizzo W，Ivey FM，Broukhim B（1980）Extra articular stabilization of the knee joint for anterior instability.Clin Orthop Relat Res 147：56-61

[20] Galway RD，Beaupre A，MacIntosh DL（1972）Pivot shift：a clinical sign of symptomatic anterior cruciate insuffi ciency.J Bone Joint Surg [Br] 54-B：763-764

[21] Georgoulis AD，Papadonikolakis A，Papageorgiou CD，Mitsou A，Stergiou N（2003）Three-dimensional tibiofemoral kinematics of the

anterior cruciate ligament-defi cient and recon-structed knee during walking.Am J Sports Med 31（1）：75-79

[22] Hanks GA，Joyner DM，Kalenak A（1981）Antero lateral rotatory instability of the knee.An analysis of the Ellison procedure.Am J Sports Med 9（4）：225-232

[23] Harter RA，Osternig LR，Singer KM，James SL，Larson RL，Jones DC（1988）Long-term evaluation of knee stability and function following surgical reconstruction for anterior cruciate ligament insuffi ciency.Am J Sports Med 16（5）：434-443

[24] Ireland J，Trickey EL（1980）Macintosh tenodesis for anterolateral instability of the knee.J Bone Joint Surg [Br] 62-B：340-345

[25] Kennedy JC，Stewart R，Walker DM（1978）Anterolateral rotatory instability of the knee joint.J Bone Joint Surg Am 60-A：1031-1039

[26] Krackow KA，Brooks RL（1983）Optimization of knee ligament position for lateral extraar-ticular reconstruction.Am J Sports Med 11：293-302

[27] Lazzarone C，Crova M，Brach Del Prever E，Comba D（1990）Extraarticular reconstruction in the treatment of chronic lesions of the anterior cruciate ligament.Ital J Orthop Traumatol 16：459-465

[28] Lebel B，Hulet C，Galaud B，Burdin G，Locker B，Vielpeau C（2008）Arthro- scopic recon-struction of the anterior cruciate ligament using bone- patellar tendon-bone autograft：a mini-mum 10-year follow-up. Am J Sports Med 36（7）：1275-1282

[29] Lemaire M（1967）Ruptures anciennes du ligament croise anterieur du genou.J Chir 93：311-320

[30] Lipscombs AB，Woods W，Jones A（1992）A biomechanical evaluation of the iliotibial tract screw tenodesis.Am J Sports Med 20（6）：742-745

[31] Losee RE，Johnson TR，Southwick W（1978）Anterior subluxation of the lateral tibial plateau：a diagnostic test and operative repair.J Bone Joint Surg [Am] 60- A：1015-1030

[32] Marcacci M，Zaffagnini S，Giordano G，Iacono F，Presti ML（2009）

第7章 慢性前外侧膝关节松弛：重建技术

Anterior cruciate ligament reconstruction associated with extra-articular tenodesis: a prospective clinical and radio-graphic evaluation with 10- to 13-year follow-up.Am J Sports Med 37（4）：707-714

[33] Marston RA，Chen SC（1993）Extra articular tenodesis for anterior cruciate defi cient knees: a review of Ellison procedure.J R Soc Med 86（11）：637-638

[34] Mølster AO，Strand T，Skredderstuen A，Engesaeter LB，Raugstad TS，Alho A（1984）Extra articular stabilization of the knee a.m Losee.Acta Orthop Scand 55（6）：640-642

[35] Muller W（1983）The knee: form，function，and ligament reconstruction.Springer，New York，pp 253-257

[36] Neyret P，Palamo J，Donell ST，Dejour H（1994）Extra-articular tenodesis for anterior cruciate ligament rupture in amateur skiers.Br J Sports Med 28：31-34

[37] O'Brien SJ，Warren RF，Pavlov H，Panariello R，Wickiewicz TL（1991）Reconstruction of the chronically insuffi cient anterior cruciate ligament with the central third of the patellar liga-ment.J Bone Joint Surg Am 73-A：278-286

[38] Reid JS，Hanks GA，Kalanek A，Kottmeier S，Aronoff V（1992）The Ellison iliotibial- band transfer for a torn anterior cruciate ligament of the knee: long-term follow-up.J Bone Joint Surg Am 74-A：1392-1402

[39] Robinson J，Carrat L，Granchi C，Colombet P（2007）Infl uence of anterior cruciate ligament bundles on knee kinematics: clinical assessment using computer-assisted navigation.Am J Sports Med 35（12）：2006-2013

[40] Roth JH，Kennedy JC，Lockstadt H，McCallum CL，Cunning LA（1987）Intra-articular recon-struction of the anterior cruciate ligament with and without extra-articular supplementation by transfer of the biceps femoris tendon.J Bone Joint Surg Am 69-A：275-278

[41] Samuelson M，Draganich LF，Zhou X，Krumins P，Reider B（1996）The effects of knee recon-struction on combined anterior cruciate

ligament and anterolateral capsular defi ciencies.Am J Sports Med 24（4）：492-497

[42] Saragaglia D,Leroy JM,De Sousa B,Tourne Y,Abu al Zahab M(1995) Medium-term results of 173 ligamentoplasties of the anterior cruciate ligament using the MacIntosh technique rein-forced by the Kennedy ligament augmentation device（LAD）.Knee Surg Sports Traumatol Arthrosc 3：68-74

[43] Strum G, Fox J, Ferkel R et al (1989) Intra-articular versus intra-articular and extra-articular reconstruction for chronic anterior cruciate ligament instability.Clin Orthop 245：188-198

[44] Sydney SV，Haynes DW，Hungerford DS et al（1987）The altered kinematic effect of an ilio-tibial band tenodesis on the anterior cruciate defi cient knee.Trans Orthop Res Soc 12：266

[45] Tashman S，Collon D，Anderson K，Kolowich P，Anderst W（2004） Abnormal rotational knee motion during running after anterior cruciate ligament reconstruction.Am J Sports Med 32（4）：975-983

[46] Taylor GR，Fernandez GN，Robertson JA（1996）Long-term results of anterior cruciate recon-struction using a fascia lata graft.Knee 3：145-149

[47] Yagi M，Wong EK，Kanamori A，Debski RE，Fu FH，Woo SL（2002） Biome- chanical analysis of an anatomic anterior cruciate ligament reconstruction.Am J Sports Med 30（5）：660-666

[48] Zaffagnini S，Marcacci M，Lo Presti M，Giordano G，Iacono F，Neri MP（2006）Prospective and randomized evaluation of ACL reconstruction with three techniques：a clinical and radio-graphic evaluation at 5 years follow-up.Knee Surg Sports Traumatol Arthrosc 14（11）：1060-1069

第 8 章

慢性外侧和后外侧松弛：重建技术

Fabrizio Margheritini and Calogero Graci

一、前　言

　　膝关节年后外侧角（PLC）慢性损伤通常比急性损伤复杂，因为慢性损伤常由于广泛瘢痕、继发的软组织结构改变及可能出现下肢力线不良造成。这些损伤的治疗对于外科医生是一个很大挑战。

　　一旦发现 PLC 损伤，很难决定采用哪种治疗方法，最适当的治疗是非手术治疗或手术治疗。单纯低级别的后外侧角损伤，采用非手术治疗即可取得好的效果。相反，对于严重损伤，非手术治疗效果差。原因是慢性后外侧角损伤通常是由于重大创伤引起，而且通常伴有慢性交叉韧带损伤。研究显示无论从临床方面还是生物力学方面，未治疗的 3 级后外侧角损伤是交叉韧带重建失败的主要原因。因此，当进行前交叉韧带或后交叉韧带重建术后，对于 3 级后外侧角损伤者，建议进行修复或重建。

　　手术适应证包括功能受限、有症状的不稳和屈曲 30°时体格检查 2+ 内翻开口、外旋反弓试验阳性、后外旋试验阳性、钟面试验阳性。

二、手术技术

尽管关于膝关节慢性后外侧角损伤的重建手术观点比较一致，但是文献关于最佳的手术技术却缺乏统一性。

任何重建手术都应该注意最重要的后外侧稳定装置：外侧副韧带（LCL）、腘肌、腓韧带（PFL）。在重建之前，必须评估膝关节力线，因为如果内翻畸形没有被纠正，可能导致任何重建后应力过高，因此，在进行软组织重建之前，可能需要进行高位胫骨截骨（HTO）。

有时不需其他手术，仅行 HTO，也会缓解后外侧不稳的症状。

有许多种重建手术可供选择，包括：非解剖重建和解剖重建。

因为有很多解剖重建手术，非解剖重建手术用来重建膝关节外侧就显得不那么重要了。

非解剖慢性 PLC 技术中主要是针对腘肌损伤，手术方法包括骨性止点的前移位紧缩、远端前移和肌腱紧张。Jakob 等建议将腘肌腱股骨止点紧缩，恢复轻度的后外侧不稳，但如果存在腱腹交界处的远端损伤或者腘腓韧带损伤，伴随着弓状复合体的前移，近端紧缩术不能够充分恢复腘肌腱的张力。

手术前移是通过移除带骨块的腘肌腱止点，然后前移紧缩至原止点处的骨道。在胫骨中立位时，将腘肌腱拉紧，通过纽扣或骨桥拉紧缝线。这种手术的局限是仅能适于腘肌腱连续性存在，且没有腱腹交界处损伤，以避免因牵拉撕裂导致失败。如果腱腹交界处损伤，但是腘肌腱力量足够，更好的方法是通过向远端前移将肌腱拉紧。因为肌腱被固定在胫骨上，这种手术将去除动态限制。

LCL 非解剖重建同腘肌腱技术一样，包括：肌腱前移紧缩

第8章 慢性外侧和后外侧松弛：重建技术

技术、股二头肌腱加强技术，或者替代手术。

紧缩技术是通过松解 LCL 股骨止点，然后将其固定在骨道里或采用韧带垫片固定在原位止点上。如果骨道同时也用来重建腘肌腱，那么 LCL 可以固定在相同骨道的后方。

如果股二头肌腱没有损伤，可以用来加强 LCL。对于采用股二头肌腱加强 LCL 来说，应该从肌肉上获取股二头肌腱的中央 2/3 部分。应注意显露腓总神经，并加以保护。

从近端获取肌腱条，保留腓骨远端止点。用克氏针标或缝线定位出股骨等长点，然后将获取的股二头肌腱翻起，采用韧带螺钉垫片固定在股骨上。

Clancy 使用股二头肌腱固定术重建后外侧角。股二头肌腱被转移至股骨外侧髁，而保留远端腓骨止点。股二头肌腱从腓肠肌外侧头上游离出来，同时游离腓总神经。然后将股二头肌腱穿过被劈开的髂胫束下方，用韧带螺钉垫片固定在股骨外髁。这种转移技术重建出了一个 LCL，也可能加紧了弓状复合体。因为这种重建技术没有重建腘肌腱或腘腓韧带，因此只是损伤结构的部分重建。

解剖技术是企图恢复 LCL、PFL 和（或）腘肌腱，可分为以腓骨为基础的或以胫腓骨为基础的技术。Larson 及其同事建议采用以腓骨为基础的技术，将自体半腱肌腱从前往后穿过腓骨头钻取的骨道，然后将移植肌腱的两端穿入股骨外髁骨道内，采用界面螺钉固定。这种方法的目的是同时重建 LCL 和 PFL。我们更喜欢这种技术的改良方法，包括将半腱肌移植物两端分别通过腘肌腱和 LCL 止点钻取的骨道。这种方法恢复腘肌腱的解剖止点，而且恢复 LCL 和 PFL。

相似的是，胫腓骨基础的技术目标是恢复 3 个解剖结构。Veltri 和 Warren 也建议解剖重建所有损伤的后外侧结构。外侧副韧带慢性撕裂通常可以通过股二头肌腱的股骨部分重建，或可以用自体、异体肌腱。对于累及腘肌腱复合体损伤的患者，应该显露腘肌腱的胫骨止点和腓骨止点（腘腓韧带）。对于腘肌腱复合体的胫骨或腓骨端任何一个结构损伤，外科医生可以使用单一的移植物固定在股骨外髁，同时向远端分别延伸至胫骨或腓骨。如果腘肌腱复合体中的胫骨端和腓骨端都撕裂了，可以采用单根的异体跟腱劈开或者自体/异体髌腱进行重建。

Albright 和 Brown 介绍了一种后外侧角悬吊方法，用于治疗后外侧旋转不稳定。他们的技术包括使用自体肌腱，髂胫束中心部分，或者采用异体肌腱进行腘肌腱重建，以提高稳定性。起悬吊作用的肌腱穿过了胫骨近端骨道，被固定在股骨外髁外侧副韧带的近端止点处。30 例病人在手术之前有内翻松弛合并前外侧、后外侧旋转不稳定。经过 4 年随访，8 例（27%）获得优良结果，10 例仍然有残留松弛，6 例进行了额外的稳定性手术，从而提高了治疗效果。悬吊技术在 30 例病人中，26 例成功消除了反向轴移、过伸和内翻松弛。然而，这种技术并不包括重建外侧副韧带或者腘腓韧带。

Noyes 和 Barber-Westin 发明了采用自体或异体骨 - 髌腱 - 骨移植物，重建外侧副韧带松弛和采用半腱肌和股薄肌移植物重建腘肌腱弓状复合体。他们首先重建外侧副韧带，后外侧结构进行皱缩或前移，也同时缝合到异体的外侧副韧带，在膝关节后外侧角周围产生致密的胶原组织板。

LaPrade 等最近介绍了一种技术（在本书其他章节专门描述），采用异体跟腱穿过腓骨头骨道、胫骨外侧平台骨道和 2 个股骨骨道，最终将移植物骨块固定在股骨骨道内。

虽然这种新的解剖技术可能更吸引人，但是比以腓骨为基础技术更需要更高的技术含量。从生物力学或者临床观点来看，外侧副韧带 / 后外侧角重建方法仍存在着争议。因此，没有一种明确的金标准。

第 8 章　慢性外侧和后外侧松弛：重建技术

三、手术入路

后外侧重建通常通过膝关节外侧入路完成。作者更倾向的体位是：患者仰卧位在手术台上，大腿外侧放以支撑（图 8-1）。我们相信这种体位在单纯或复合后外侧角重建中可以提供最好的入路和膝关节活动。皮肤切口起于腓骨头和 Gerdy 结节之间（图 8-2），向近端延伸至股骨外髁，平行于髂胫束后缘，全长 12～15cm。在股二头肌腱的近端后方游离出腓总神经，向远端分离至腓总神经在它胫前肌间隙的入口处（图 8-3）。如果神经内有血肿，且存在腓总神经麻痹，应做神经外膜松解。继续在髂胫束后缘和股二头肌腱之间进行分离。纵行劈开髂胫束，这样可以向后方和前方牵开，进一步显露。此时，在外侧

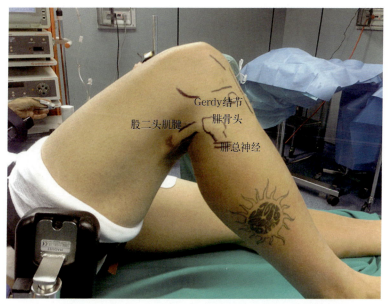

图 8-1　作者倾向的体位，用于单纯的韧带重建或合并后外侧角的交叉韧带重建

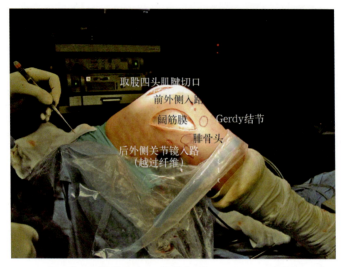

图 8-2　Hockey 切口通过 Gerdy 结节和腓骨头之间（该患者已经取了股四头肌肌腱进行后交叉韧带重建）

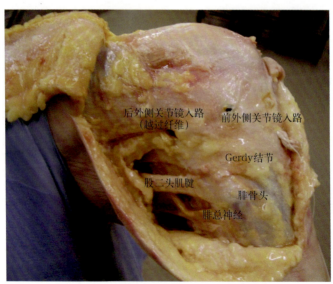

图 8-3　尸体标本显示解剖结构之间的关系

第 8 章　慢性外侧和后外侧松弛：重建技术

副韧带后方垂直切开关节囊，显露出外侧半月板和腘肌腱残端，系统地检查后外侧角结构。此时，从前往后将一个导针在腓骨头最大直径地方中心穿过（图 8-4）。在腓骨头中点穿了一个骨道，通常直径 5～6mm。将指尖放在腓骨头后方和腓总神经之间，钻孔的方向通常是指向这个位置。当钻取骨道后，半腱肌移植物的一端穿过骨道，使两游离端位于腓骨头的前方和后方。

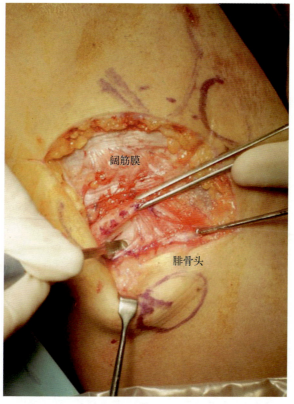

图 8-4　在腓骨头后方分离并且保护好间隙的情况下，制备经腓骨骨道

然后，在沿着髂胫束的纤维走行做切口，直接跨过股骨外髁，进行显露。显露出外侧副韧带和腘肌腱的解剖止点（图 8-5），2 个解剖骨道的直径通常为 5～6mm，深度为 20～25mm（图 8-6）。2 个骨道的方向轻度向近端和前方成角，以便避开髁间切迹，或者是为了避开交叉韧带重建的骨道（图 8-7 和图 8-8）。

从股骨髁至经髂胫束下方穿过一把钳子至腓骨头。抓住移植肌腱的后束，拉至股骨髁，同样的方法，经髂胫束下面，肌腱的前束被小心的经后束上面重叠拉至股骨髁（通常位于髂胫束的下方），目的是制备出符合解剖的外侧副韧带和腘肌腱（图 8-9）。此时，移植肌腱的游离端通过穿过膝关节内侧缝线被

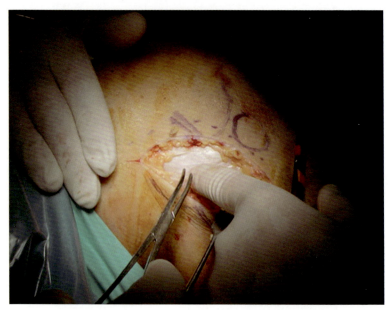

图 8-5　有时将膝关节放置在 4 字位置，拉紧韧带在股骨的止点，就能很容易找到韧带的残端

图 8-6 LCL 骨道导针的位置。注意缝线标记 LCL 残端，更好地显露其止点

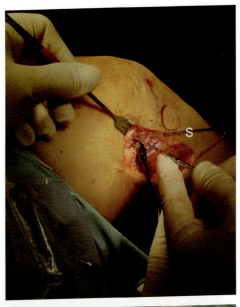

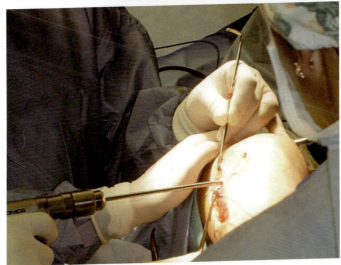

图 8-7 钻取第二个骨道，用来容纳腘肌腱移植物。方向的选择及这些骨道的倾斜度，应该根据是否需要做其他重建手术而定

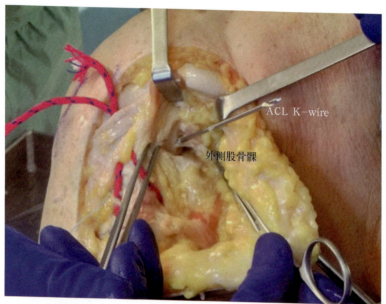

图 8-8　尸体标本显示通过前内侧低入口所作的单束 ACL 重建解剖骨道和后外侧角重建的关系

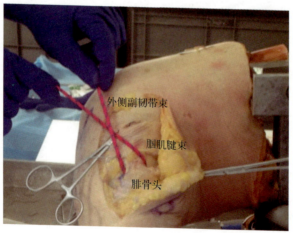

图 8-9　尸体标本显示后外侧角重建。请注意这只是用于教学目的，移植肌腱置于阔筋膜的上方，而不是下方

拉至股骨骨道。移植物的固定首先是通过在腓骨头内拧入生物可吸收螺钉，目的是避免在固定肌腱两束时产生滑动。然后，2枚比股骨骨道直径大至少1mm的可吸收螺钉将移植肌腱的两束固定在股骨骨道的进入点。另外一种做法是使用纽扣将肌腱固定在膝关节内侧。这两束固定时，膝关节屈曲30°轻度内旋，目的是外侧副韧带以及腘肌腱有外翻应力。

膝关节最终要确保有足够的活动度，然后进行稳定性评估。将多余的移植肌腱部分切除，撤除止血带后，若有出血，应在吸引器的辅助下止血。逐层缝合伤口。无菌辅料包扎，采用长腿支具将膝关节固定在完全伸直位，伴有后交叉韧带重建时，在胫骨下方垫一垫子，防止由于重力作用导致胫骨相对于股骨后坠。根据是否有进行其他手术，决定3周内是否部分负重。通常情况下，术后6周，可以完全负重。

四、要　　点

（1）排除站立位和Rosenberg位X线片的力线问题。

（2）清楚了解受伤程度，制定合适的手术。

（3）手术团队熟悉手术。

（4）将患者放置在适当的位置，以便在膝关节全范围活动过程中，都能很好地进行操作。

（5）清楚止血带的时间，任何可能的情况下，尽量少用。进行ACL和PCL重建时，也要尽可能减少止血带的使用。

（6）不要害怕长切口；足够地显露是最安全的。

（7）全程保护好腘神经，在钻取腓骨骨道时，特别要保护腘神经。

（8）解剖重建需要准确地显露股骨髁止点。

（9）在制作股骨骨道时，可以备好C臂机，以避开交叉韧带的骨道。

（10）术后，采用适当的支具进行物理治疗，保护好移植肌腱。

五、并发症

后外侧角手术治疗潜在的并发症包括：在手术显露或重建过程中腓总神经损伤、切口问题（感染或血肿）、局部组织刺激和膝关节僵直。

六、总结

后外侧角损伤通常伴有后交叉韧带损伤，但很少伴发前交叉韧带损伤。单纯的PLC损伤很少见。后外侧角损伤的程度多种多样，同时伴有膝关节胫骨外旋和内翻不稳定。手术治疗必须兼顾后外侧角的每个肌腱（腘腓韧带、外侧副韧带、腘肌腱）其他损伤。成功的后交叉韧带（和前交叉韧带）手术有赖于在交叉韧带重建的时候，对后外侧角损伤的正确的认识和治疗。虽然我们更倾向于以腓骨为基的重建手术，但我们要认识到单一的手术方法不可能适合所有患者。后外侧角损伤的类型是多样的，应依据患者体重或体力活动量，个体化治疗。为比较各种手术技术的优缺点，长期的临床研究是有必要的。

（傅仰木　廖伟雄　译　李众利　校）

主要参考文献

[1] Davies H, Unwin A, Aichroth P (2004) The posterolateral corner of the knee.Anatomy, biomechanics and management of injuries.Injury 35: 68-75

[2] LaPrade RF, Wentorf F (2002) Diagnosis and treatment of

第8章 慢性外侧和后外侧松弛：重建技术

posterolateral knee injuries.Clin Orthop Relat Res 402：110-121

[3] Frank JB，Youm T，Meislin RJ，Rokito AS（2007）Posterolateral corner injuries of the knee.Bull NYU Hosp JT Dis 65：106-114

[4] Cooper JM，McAndrews PT，LaPrade RF（2006）Posterolateral corner injuries of the knee：anatomy，diagnosis，and treatment.Sports Med Arthrosc 14：213-220

[5] Simonian PT（2001）Operative treatment of posterolateral knee instability.Oper Tech Sports Med 9：76-83

[6] Jakob RP，Hassler H，Staeubli HU（1981）Observations on rotatory instability of the lateral compartment of the knee：experimental studies on the functional anatomy and the pathomechanism of the true and the reversed pivot shift sign.Acta Orthop Scand 191：1-32

[7] Clancy WG，Meister K，Craythorne CB（1995）Posterolateral corner collateral ligament reconstruction, in Jackson DW：Reconstructive Knee Surgery.New York：Raven Press，pp 143-159

[8] Sidles JA，Larson RV，Garbini JL，Downey DJ，Matsen FA（1988）Ligament length relationships in the moving knee.J Orthop Res 6：593-610

[9] Niki Y，Matsumoto H，Otani T，Enomoto H，Toyama Y，Suda Y（2012）A modified Larson's method of posterolateral corner reconstruction of the knee reproducing the physiological tensioning pattern of the lateral collateral and popliteofibular ligaments.Sports Med Arthrosc Rehabil Ther Technol 13：4-21

[10] Veltri DM，Warren RF（1994）Anatomy，biomechanics，and physical findings in posterolateral knee instability.Clin Sports Med 13：599-614

[11] Covey DC（2001）Injuries of the posterolateral corner of the knee.J Bone Joint Surg Am 83：106-118

[12] Albright JP，Brown AW（1998）Management of chronic posterolateral rotatory instability of the knee：surgical technique for the posterolateral corner sling procedure.Instr Course Lect 47：369-378

[13] Noyes FR，Barber-Westin DS（1995）Surgical reconstruction of

severe chronic posterolateral complex injuries of the knee using allograft tissues.Am J Sports Med 23：2-12
[14] LaPrade RF，Johansen S，Agel J，Risberg MA，Moksnes H，Engebretsen L（2010）Outcomes of an anatomic posterolateral knee reconstruction.J Bone Joint Surg Am 92：16-22

第 9 章

慢性后外侧角损伤的手术方法

Evan W. James, Luke T.O'Brien, Robert F. LaPrade, and Lars Engebretsen

一、术前计划

慢性后外侧角损伤的诊断很困难,最好结合病史、体格检查和影像学。受伤机制一般包括胫骨前内侧受到后外侧方向的直接暴力、膝关节屈曲位胫骨过度外旋、内翻的非接触性损伤和膝关节过度伸直位损伤。对于后外侧角损伤的诊断有特殊体格检查,包括:外旋反张试验、后外侧抽屉试验、30°和90°位钟面试验、30°位内翻应力试验、反轴移试验和内翻强迫步态的评估。此外,Lachman试验前移增加或后方抽屉试验的后方移位增加,提示后外侧角损伤合并相关交叉韧带损伤。在两项173例后外侧角损伤的研究中,单纯的后外侧角损伤占28%,后外侧角合并交叉韧带损伤占72%。

与轻微的后外侧角损伤相比,慢性完全性后外侧角损伤(Ⅲ级)需要手术修复或重建。术前,患者应该接受站立完全伸直状态下前后位、侧位、日出位(sunrise)和通道位(tunnel)X线片。平片可以帮助诊断骨折,如腓骨头骨折、Segond外侧关节囊撕脱骨折。双侧内翻应力位平片可以评估外侧间隙,帮助临床医师辨别单纯的腓侧副韧带损伤和后外侧角损伤。对于单纯的腓侧副韧带损伤，LaPrade 等报道外侧间隙平均增加 2.7mm，然而完全（Ⅲ级）后外侧角损伤外侧间隙增加平均为 4.0mm。慢性完全后外侧角损伤合并膝关节内翻的患者，必须通过下肢全长站立位片评估力线，并且首先通胫骨近端楔形截骨纠正力线，术后 6 个月必须复查评估膝关节残留的不稳定程度，再考虑是否行后外侧角重建。Arthur 等研究发现 38% 的慢性完全性后外侧角损伤合并膝内翻，需要进行近端胫骨截骨术，术后进行完整的康复训练，最终并不一定都需要进行后外侧角重建手术。最后，如果矫正膝关节内翻、恢复力线的手术失败，将伴随韧带被拉伸，这将导致后外侧角重建失败。

Stannard 等报道膝关节后外侧角损伤合并多发韧带损伤的患者，后外侧角重建手术能够比修复手术获得更好的效果。在一组 57 例患者研究中，最少随访 2 年，35 例修复的患者中 13 例失败，占 37%；而 22 例重建手术中 2 例失败，占 9%。Levy 等平均随访了 34 个月，也获得了同样的结果。28 例膝关节研究中：10 例采取修复手术，18 例采取腓侧副韧带/后外侧角重建手术。10 例修复手术中有 4 例失败，占 40%；而 18 例重建手术中只有 1 例失败，占 6%（$P=0.04$）。基于这点，我们推荐手术重建来治疗慢性完全性后外侧角损伤，而不是单纯的修复手术。

此外，我们推荐解剖重建手术，而不推荐非解剖重建，因为解剖重建生物力学机制更好，也获得了客观稳定性和较好的临床结果。

二、手术技术

我们更倾向于腓侧副韧带、腘肌腱和腘腓韧带解剖重建技术，因为这些手术在内翻应力和外旋方面提供了更为客观的稳定性，同时模仿原来的解剖结构（图9-1）。一旦病人麻醉后，在麻醉状态下进行全面的体格检查，评估所有韧带的完整性。应该将麻醉下检查结果和之前的临床评估、内翻应力位X线片相结合，这样更清楚所有韧带的病理状态。

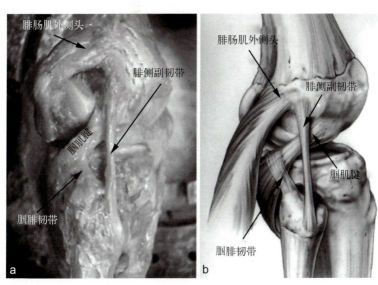

图9-1 尸体标本的图片（a）和说明（b）描述膝关节后外侧角正常解剖。腘肌腱、腘腓韧带和腓侧副韧带组成了后外侧角的静态稳定装置（摘自《美国运动医学杂志》）

麻醉下体检后，将膝关节置于下肢支腿架上，保持屈曲75°～80°。做一标准的勺形（hockey stick-shape 曲棍球型）切口，近端延长至髂胫束的中点后方，再向远端至Gerdy结节水平，向后做一皮瓣。一旦显露出髂胫束的浅层，采用钝性分离，仔细地向后分离出股二头肌长头。

接着，完成腓总神经松解，评估后外侧角，降低由于术后肿胀导致的腓总神经损伤这一并发症（图9-2）。通过触及股

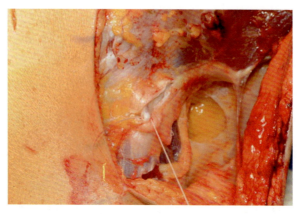

图 9-2　腓总神经损伤松解。如果需要的话,将神经牵出手术区域

二头肌长头远端 2～3cm 就是腓总神经的位置,或者通过分离腓骨头近端外侧的腓骨长肌鞘可以确定腓总神经的位置。仔细地游离出腓总神经周围的组织显露出 6～8cm 长度,以便牵出手术所需要的操作区。

安全游离出腓总神经后,钝性分离扩大前至外侧腓肠肌,后至比目鱼肌后方的间隙。这样就可以进入腓骨茎后内侧和胫骨平台后外侧。通过这个间隙,可以显露腘肌腱腱腹交界部和腘腓韧带,作为胫骨和腓骨重建骨道的后方参考。

下一步,在腓骨头外侧近端 1cm 做一个水平小切口(长度为 1.5～2.0cm),就可以显露腓侧副韧带的腓骨端止点,至股二头肌长头股骨部的前支。该切口可以显露股二头肌腱滑囊,这是腓侧副韧带远端止点的位置。可以在腓侧副韧带远端的残端进行牵引缝合,有助于辨认出近端止点。仔细地从腓骨头上去除股二头肌长头和腓侧副韧带前支止点。保留腓侧副韧带之前的腓骨头"鞍"状止点。

(一) 腓骨重建骨道

在进行腓骨骨道重建时,采用标准的交叉韧带定位器械,放置在后内侧方向,从腓侧副韧带腓骨头的止点进入,从腓骨茎后内侧腘腓韧带的止点穿出(图9-3)。一旦获得适合的力线,钻入一导针,但要用拉钩向后牵拉保护,避免穿透。触摸确定导针的位置。一旦确定位置后,沿着导针钻取7mm骨道,再用骨锉在骨道的入口和出口锉磨。然后将缝线穿过腓骨骨头,用来穿入移植肌腱。

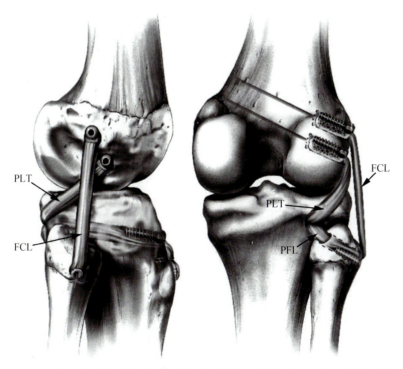

图9-3 基于解剖的膝关节后外侧角重建左膝,侧位观,右膝;右侧,后位观右膝。重建韧带包括后外侧角静态稳定装置:腓侧副韧带(FCL)、腘肌腱(PLT)和腓韧带(PFL)(摘自《美国运动医学杂志》)

(二)胫骨重建骨道

接着,Gerdy 结节可以作为胫骨重建骨道的标记。所有的软组织向 Gerdy 结节远内侧牵拉,显露平坦的骨面,作为胫骨骨道前方入口。后方骨道的出口点是通过胫骨后方腘窝,从深处触摸到腘肌的腱腹交界处前方;这个位置也可通过腓骨重建骨道确定。在腓骨骨道插入一个钝性棒,棒在腓骨后侧的穿出点的内侧 1cm 近端 1cm,即是胫骨重建骨道后出口。利用这个参考点,在 Gerdy 远端内侧的平坦处,从前向后钻入 1 枚经胫骨的导针,至腘肌的腱腹交界处。使用拉钩保护好后方的神经血管束,避免导针进入过深。导针后方出口应该在经腓骨重建骨道交换棒的内侧 1cm 近端 1cm 左右的位置穿出。确认导针位置正确后,9mm 胫骨钻取骨道,并用骨锉在骨道入口和出口锉出斜面。最后缝线穿过骨道,用于牵拉移植肌腱。

(三)股骨重建骨道

这个重建手术需要 2 个股骨骨道。对于近端腓侧副韧带重建骨道,腓侧副韧带近端止点位于股骨外侧髁附近,由缝线牵拉原腓侧副韧带至外髁来确定骨道位置。一旦找到止点,使用 15 号刀片在这个位置稍前方的髂胫束处做一个小切口。腓侧副韧带的残余部分从股骨止点分离,留下少部分残端,用于标记导针的入口。这个点位于股骨外髁远端 1.4mm 后方 3.1mm 处。用前交叉韧带点对点定位器械在腓侧副韧带股骨止点向前内侧方向穿入圆头导向针。如果导针过分向内,可能会突破股骨髁间切迹。如果导针过分向后内方,可能会损伤隐神经。此外,导针的方向有助于确保后外侧重建骨道不会穿过前交叉或后交叉韧带的移植肌腱骨道。

接着,纵行切开外侧关节囊,在股骨端显露出腘肌腱关节内止点。通过沿着腘肌腱裂孔触摸或者在腓侧副韧带前方 2cm

做切口。如果腘肌腱没撕裂，可以在腘肌腱沟的前 1/5 和近端中间找到。使用叉韧带点对点定位器械在腘肌腱止点处，向前内侧与腓侧副韧带导针平行，穿入圆头导针。此时，关键是测量出这两根导针之间的距离，以便准确评估解剖重建。这两根导针的距离应为 18.5mm，才能复制出腓侧副韧带股骨止点中点和腘肌腱止点之间的平均距离。最后，采用电钻沿着导针钻取 2 个直径 9mm、长度 25mm 的股骨重建骨道。清理骨道孔内的软组织，穿过缝线用于拉移植肌腱入骨道。

（四）移植肌腱准备和关节内病理

在完成 4 个重建骨道后，异体跟腱纵向劈开。移植肌腱长度应该＞23cm。采用 5 号缝线将移植肌腱编织成圆柱，过测量管，以便移植肌腱能够顺利通过胫骨和股骨重建骨道。制备出 2 个直径 9mm、长度 20mm 的异体松质骨栓，匹配股骨骨道。缝线穿过骨块和移植肌腱，有助于在各自骨道内的牵拉操作。

此时，已全面了解半月板、关节软骨和交叉韧带的病理情况。如果交叉韧带中的 1 个或 2 个需要修复重建，钻取骨道，移植物应该被固定在相应的股骨骨道内。先进行后交叉韧带移植物在胫骨骨道固定，然后固定腓侧副韧带。由于可能引起固定性外旋畸形，因此，在手术最后，才将前交叉韧带移植物固定在胫骨骨道。

（五）移植肌腱的位置

在完成关节内手术后，将 2 个异体肌腱骨栓固定在股骨骨道，用圆头导针带缝线向内侧方向将移植肌腱骨栓拉入骨道。肌腱和骨移植物采用直径 7mm、长度 20mm 的中空界面螺钉固定。移植肌腱固定后，通过向外侧牵拉测试牢靠性。

一旦2个移植肌腱都被牢固固定在股骨上，腘肌腱移植物，起于腘肌裂孔前1/5处，向远端穿过腘肌腱沟，从膝关节腓肠肌外侧头处向膝关节前方穿出。移植肌腱经过髂胫束浅层和股二头肌长头前方筋膜下，实现FCL解剖重建。然后腓侧副韧带移植肌腱向后内侧方向穿过腓骨骨道。此时，将后交叉韧带移植肌腱固定在胫骨上。在膝关节屈曲20°，胫骨旋转中立位，同时施加外翻应力，以消除外侧间室间隙，拉紧腓侧副韧带移植肌腱，7mm空心界面钉固定。在进一步手术前，必须检查膝关节，确保所有内翻间隙均已通过腓侧副韧带重建而消失。

最后，腘肌腱和腓侧副韧带移植肌腱都从后向前通过胫骨骨道。腓侧副韧带残端，从腓骨后内侧向胫骨后外侧的内侧近端穿过，重建腘腓韧带。每个移植肌腱应该仔细检查，清理残留组织。在膝关节屈曲60°旋转中立位下，同时将2个移植肌腱拉紧，采用9mm空心界面螺钉将移植肌腱固定在胫骨骨道上。此时，固定ACL移植肌腱的胫骨部分。采用可吸收缝线皮内缝合。术后支具固定，在患者麻醉醒来前，防止重建组织被破坏。

三、术后康复

后外侧角重建术后的康复应该分阶段进行。第一个阶段主要是保护手术修复的结构，恢复髌股关节和膝关节活动度（ROM）。在这个急性阶段，患者术后6周内需要固定且不能负重。之后2周内膝关节0°～90°活动，然后逐渐过渡到全范围活动。强调髌股关节的活动，恢复髌股关节活动度和维持髌上囊和前间隙的完整性，同时锻炼股四头肌，恢复膝关节伸膝装置功能。7～10周，治疗重点在于恢复膝关节正常活动度，并且在可耐受情况下逐渐增加负重。在这个阶段，应开始健身脚踏车锻炼。一旦患者可以忍受负重活动，而且不会引起关节的不适，应该开始周期性力量训练计划。所有力量训练计划首先应该重视肌肉耐力，这可以让肌肉力量逐渐增加。尤其应该注重正确的训练参数（设置、重复组数、休息、密度），这些是肌肉训练的针对性参数。能否恢复跑步，最终重返运动赛场，是以成功的物理康复位为基础的。患者要膝关节有信心，满意的应力位 X 线结果，并且清楚物理治疗的作用（表 9-1）。

表 9-1 术后限制

在术后前 6 周内，患者始终用支具固定在膝关节完全伸直，而不是一开始就进行膝关节活动度训练和股四头肌训练

患者合并有后交叉韧带损伤，应佩戴 PCL Jack 支具 24 周，和以上说的参数一样。在术后能忍受的状态下，PCL Jack 的匹配度应该和普通支具一样

术后 6 周，患者不能负重

患者避免胫骨外旋，足 / 踝外旋，尤其是在术后 4 个月内坐位时

术后 4 个月后才开始进行腘绳肌训练

膝关节活动限制在 0°～ 90°，2 周，然后逐渐过渡到完全范围的活动

患者同时进行后交叉韧带重建的，要在俯卧位下进行完全活动范围训练 6 周

四、手术结果

最近的研究结果显示采用依据解剖的后外侧角重建获得了较好的临床结果和客观稳定性。在一项体外生物力学研究中，2 个移植肌腱依据解剖的重建技术，恢复了完全后外侧损伤膝关节静止状态下内翻应力和外旋力矩。更近的研究有，

LaPrade 的等研究了 64 例慢性完全性后外侧角损伤挪威患者，接受了单独或者联合其他手术的后外侧膝关节重建手术。平均随访超过 4.3 年，患者 Cincinnati 评分平均超过 65.7 分（20～100 分），在内翻张口 20°外旋 30°位，反轴移时，客观性 IKDC 评分也明显提高，单腿跳跃也有改善。这些结果证实可这种手术方法对于膝关节慢性后外侧角完全性损伤的有效性。

五、并发症

和其他手术一样，感染引起的一系列并发症在术后都有可能发生。此外，术后肿胀可能引起腓总神经损伤。在关闭伤口前，应该松掉止血带，以便于止血，因为有报道称疏忽腓骨颈血肿形成，是引起腓总神经瘫痪的常见因素。腓总神经损伤常见的征象是第一足趾间隙皮肤麻木，足背麻木、足背伸、足外翻、大趾头伸直不能。这些损伤的临床表现也可以为足下垂和跨阈步态。其他术后并发症包括膝关节不能完全伸直、复发性膝关节不稳、膝关节打闪或绞索、活动后膝关节肿胀。

六、结论

膝关节慢性后外侧角损伤已经不再像 20 年前是一个谜。膝关节后外侧角的解剖和生物力学研究证实了后外侧角重建手术的有效性，可以复制出原始解剖结构和膝关节静态稳定装置。本章所列的手术技术也证实了临床效果和客观的稳定性。另外，需要随访研究来追踪这章解剖重建手术的长期效果，缩短康复时间，最大程度地恢复膝关节功能。

（傅仰木　周　巍　译　李众利　校）

主要参考文献

[1] Fleming RE Jr, Blatz DJ, McCarroll JR (1981) Posterior problems in the knee: posterior cruciate insufficiency and posterolateral rotatory insufficiency.Am J Sports Med 9: 107-113

[2] Fornalski S, McGarry MH, Csintalan RP et al (2008) Biomechanical and anatomical assessment after knee hyperextension injury.Am J Sports Med 36: 80-84

[3] LaPrade RF, Hamilton CD, Engebretsen L (1997) Treatment of acute and chronic combined anterior cruciate ligament and posterolateral knee ligament injuries.Sports Med Arthrosc Rev 5: 91-99

[4] LaPrade RF, Muench C, Wentorf FA et al (2002) The effect of injury to the posterolateral structures of the knee on force in a posterior cruciate ligament graft: a biomechanical study.Am J Sports Med 30: 233-238

[5] LaPrade RF, Engebretsen L, Johansen S (2008) The effect of a proximal tibial medial opening wedge osteotomy on posterolateral knee instability: a biomechanical study.Am J Sports Med 36: 956-960

[6] Geeslin AG, LaPrade RF (2010) Location of bone bruises and other osseous injuries associated with acute grade III isolated and combined posterolateral knee injuries.Am J Sports Med 38: 2502-2508

[7] LaPrade RF, Terry GC (1997) Injuries to the posterolateral aspect of the knee: association of anatomic injury patterns with clinical instability.Am J Sports Med 25: 433-438

[8] Kannus P (1989) Nonoperative treatment of grade II and III sprains of the lateral ligament compartment of the knee.Am J Sports Med 17: 85-88

[9] Arthur A, LaPrade RF, Agel J (2007) Proximal tibial opening wedge osteotomy as the initial treatment for chronic posterolateral corner deficiency in the varus knee: a prospective clinical study.Am J Sports

Med 35: 1844-1850
[10] Noyes FR, Barber-Westin SD (1996) Surgical restoration to treat chronic defi ciency of the posterolateral complex and cruciate ligaments of the knee joint.Am J Sports Med 28: 282-296
[11] Stannard JP, Brown SL, Farris RC et al (2005) The posterolateral corner of the knee: repair versus reconstruction.Am J Sports Med 33: 881-888
[12] Levy BA, Dajani KA, Morgan JA (2010) Repair versus reconstruction of the fi bular collateral ligament and posterolateral corner in the multiligament-injured knee.Am J Sports Med 38: 804-809
[13] Coobs BR, LaPrade RF, Griffi th CJ et al (2007) Biomechanical analysis of an isolated fi bular (lateral) collateral ligament reconstruction using an autogenous semitendinosus graft.Am J Sports Med 35: 1521-1527
[14] LaPrade RF, Johansen S, Wentorf FA et al (2004) An analysis of an anatomical posterolateral knee reconstruction: an in vitro biomechanical study and development of a surgical technique.Am J Sports Med 32: 1405-1414
[15] LaPrade RF, Johansen S, Agel J et al (2010) Outcomes of an anatomic posterolateral knee reconstruction.J Bone Joint Surg Am 92: 16-22
[16] LaPrade RF, Johansen S, Engebretsen L (2011) Outcomes of an anatomic posterolateral knee reconstruction: surgical technique.J Bone Joint Surg Am 93 (Suppl 1): 10-20
[17] Lee MC, Park YK, Lee SH et al (2003) Posterolateral reconstruction using split Achilles tendon allograft.Arthroscopy 19: 1043-1049
[18] Sekiya JK, Kurtz CA (2005) Posterolateral corner reconstruction of the knee: surgical technique utilizing a bifi d Achilles tendon allograft and a double femoral tunnel.Arthroscopy 21: 1400.e1-1400.e5
[19] Yoon KH, Bae DK, Ha JH et al (2006) Anatomic reconstructive

surgery for posterolateral instability of the knee.Arthroscopy 22: 159-165

[20] Terry GC, LaPrade RF (1996) The posterolateral aspect of the knee: anatomy and surgical approach.Am J Sports Med 24: 732-739

[21] LaPrade RF, Ly TV, Wentorf FA et al (2003) The posterolateral attachments of the knee: a quantitative and qualitative morphologic analysis of the fi bular collateral ligament, popliteus tendon, popliteofi bular ligament, and lateral gastrocnemius tendon.Am J Sports Med 31: 854-860

[22] LaPrade RF, Hamilton CD (1997) The fi bular collateral ligament-biceps femoris bursa.An anatomic study.Am J Sports Med 25: 439-443

[23] Wentorf FA, LaPrade RF, Lewis JL et al (2002) The infl uence of the integrity of posterolateral structures on tibiofemoral orientation when an anterior cruciate ligament graft is tensioned.Am J Sports Med 20: 796-799

[24] Girolami M, Galletti S, Montanari G, Mignani G, Schuh R, Ellis S, Di Motta D, D'Apote G, Bevoni R (2013) Common Peroneal Nerve Palsy due to Hematoma at the Fibular Neck.J Knee Surg 26 (Suppl 1): S132-135.

第 10 章

胫骨高位截骨和周围不稳

Federica Rosso, Salvatore Bisicchia, and Annunziato Amendola

一、下肢离线和胫骨后倾

正常下肢离线可以在冠状位上获得,一般有5°和7°外翻。同样,文献报道由于影像技术不同,胫骨内、外侧后倾的程度也有很大变化。在正常膝关节,胫骨内侧后倾通常为6°～11°,外侧后倾为9°～11°。随着时间推移,半月板或者软骨的退变和韧带变薄会导致膝关节畸形。

术前存在下肢力线紊乱和明显的韧带损伤的个体,不可能通过单纯的韧带重建获得恢复。当韧带损伤后,通过软组织结构来控制关节的神经肌肉或者本体感觉可能会消失,导致力线紊乱和一系列不稳。在这种情况下,纠正力线的手术可以增强韧带重建的效果,提高整个膝关节的功能和稳定性。

矢状位上的力线也会影响膝关节的稳定性。增加胫骨后倾会引起胫骨向前移位,相应的股骨就沿着胫骨向后滑移。如果前交叉韧带(ACL)损伤,胫骨前移的程度会因胫骨后倾的增加而加大。另一方面,膝后交叉韧带(PCL)损伤,增加胫骨后倾反而会增加稳定,减少向后移位。

力线和不稳

1. 三弓内翻膝（Triple Varus Knee） Noyes 描述了韧带不稳和胫股力线异常间的力学机制：这种畸形被称为三弓内翻膝。在 ACL 损伤的膝关节中，先前存在的内翻可能会导致内侧间室进行性退变或者内侧半月板损伤。这可能会导致内侧间室变窄，内侧重力轴磨损加重，导致最初的内翻畸形。随着间隙不断地变窄，后外侧结构松弛，导致内翻加重。如果力线异常变成慢性，后外侧结构过度负重，可能导致过伸反弓畸形，这就是所谓的三弓内翻膝。此时，单纯 ACL 重建手术可减少胫骨前移，但是没有纠正内翻畸形，导致移植肌腱连续性应力增加，有可能会导致移植肌腱松弛。

后外侧复合结构合并先前内翻畸形的急性损伤，也类似于三弓内翻膝，后交叉韧带损伤可能会增加过伸畸形。

2. 单纯内翻或外翻力线不良 单独的外侧副韧带损伤可能发展为单纯内翻力线不良，进展为内翻冲击而引起疼痛和症状性不稳。相反，内侧面损伤导致静态性外翻松弛并没有报道。然而，他们可能发生在之前就有外翻畸形和内侧损伤没有及时治疗的患者。

3. 力线不良引起的单间室退变 对于半月板或者软骨损伤的患者，慢性韧带松弛可能会导致力线不良和单间室过度负荷，进而引起退变。这些条件绝大多数与慢性后外侧角或前交叉韧带损伤有关。此种情况下，截骨可以减少受累间室的应力，减少疼痛，提高稳定性。在这些病例中，同时进行韧带手术可能是有必要的，重建手术可以同时进行或者分阶段进行。

二、适应证和胫骨高位截骨治疗周围不稳的原理

研究证实胫骨高位截骨（HTO）既能纠正冠状位的力线，也能纠正矢状位的力线。一些作者研究表明外侧闭合楔形 HTO 会引起胫骨后方倾斜度和胫骨后移减少，导致膝关节前方不稳定。相反的，内侧张开楔形 HTO 会增加引起胫骨前移的胫骨后倾斜度，对膝关节后方不稳定起一种稳定作用（图 10-1）。特别提出的是，Griffin 等报道，前方开口 HTO，胫骨后倾斜度从 $8.8°±1.8°$ 增加至 $13.2°±2.1°$，引起胫骨比原先的位置前移 $(3.6±1.4)$ mm。此外，屈曲 30°时，后交叉韧带的应力从 $(34±14)$N 减少至 $(19±15)$N，在屈曲 90°时，从 $(36±29)$N 减少至 $(22±11)$N。

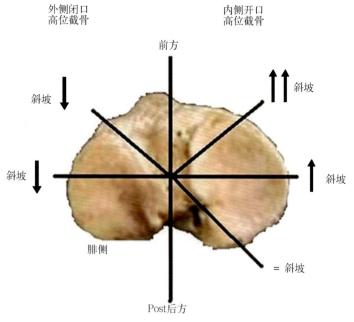

图 10-1 胫骨倾斜度和截骨的种类和位置的关系

基于这些原因，HTO 可能是后外侧松弛和内翻过伸冲击、ACL 损伤合并内翻畸形或力线不良合并内翻或后外侧冲击的韧带松弛的适应证。已有报道认为单纯行韧带重建手术的患者，效果并不好，软组织手术应该在力线纠正之后再实施。

总体上说，我们的方法是大部分伴有后外侧或外侧不稳定的病例，首先进行 HTO，纠正力线，改善不稳症状。通常情况下，力线纠正手术 6～8 个月后，我们在对患者进行评估，如果仍然有不稳定症状，那么就进行韧带手术。相反，如果 ACL 损伤合并力线不正的年轻患者，我们将同时进行 ACL 重建手术和 HTO。

三、手术技术

虽然纠正内翻力线的手术方法很多，但是张口（opening-wedge）HTO 被大部分医生所青睐。该手术的优点包括多平面矫正，避开近端胫腓关节和腓总神经，在术中调整的灵活度大。此外，如果存在侧副韧带松弛，可以通过张口截骨牵拉改善。

缺点包括可能需要植骨，对于严重畸形的矫形困难。然而，对于不稳定膝关节的矫正通常为 5°～15°，所以张口 HTO 是可以接受的。外侧闭合（closing-wedge）HTO 减少可胫骨倾斜度，可以作为慢性前方不稳的矫正方法。由于内侧损伤导致的静态性外翻松弛，可以发生在先前就有的外翻畸形和之前没正确治疗的内侧损伤，但是这种情况比较少见。内侧闭合 HTO 或远端股骨截骨（DFO），都可以达到内翻效果。因为考虑到关节倾斜，很少医生会考虑内侧闭合 HTO 手术，而大部分文献推荐 DFO 手术，但是不能纠正胫骨倾斜度。基于这些原因和本章节仅仅集中在 HTO 和周围不稳定，内侧张口 HTO 手术方法将进一步得到阐释。

（一）术前计划

为了获得一个正确的HTO术前计划，需要做X线平片检查。双侧全长伸直位前后全长X线片，双侧屈曲30°后前方通道位片，前后位，外侧和skylin位片，用来评估下肢力线和关节疾病的程度。此外，单腿负重位前后X线片用来评估内翻冲击的程度。

仰卧位X线片可以消除因外侧和（或）后外侧结构松弛导致的内翻增加，评估真正需要纠正的程度。和对侧膝关节相比，应力位X线片用来评估胫骨前移的程度。磁共振成像有助于评估软骨损伤或半月板和韧带损伤的情况，特殊的成像序列可以更好地观察后外侧角情况。我们采用Dugdale等描述的方法计算出需要纠正的角度。HTO手术的目的是将负重轴线落在胫骨平台从内侧向外侧连线的62.5%。如果内侧间隙没有变窄，这条线也可以落在胫骨平台的中间。如果后交叉韧带PCL松弛，HTO应该计划到可以增加矢状位上胫骨后方倾斜度，减少胫骨相对于股骨向后半脱位。在这个治疗方法中，截骨开口需要落在前内侧。另一方面，如果慢性ACL松弛合并力线不正，截骨开口应该尽量向后（图10-2）。

（二）手术技术

所有病人采用全身麻醉或硬膜外麻醉，术前均静脉使用抗生素。

1. 内侧楔形开口钢板螺钉HTO手术　患者仰卧位，下肢消毒铺单，在大腿上止血带。进行关节镜检查，以确定适应证，评估关节内情况；检查后止血带打气。在胫骨结节内侧缘和胫骨后缘中间取一前内侧垂直切口，自鹅足下方关节线下1cm处。拉开缝匠肌筋膜，显露腘绳肌和内侧副韧带（MCL）浅层，在后方用钝性拉钩保护这些结构和神经血管结构。显露髌腱并加

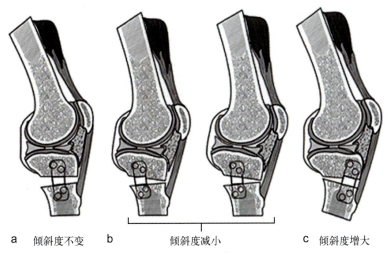

a 倾斜度不变　　b　　　　倾斜度减小　　　　c 倾斜度增大

图 10-2　截骨开口和胫骨倾斜之间关系的示意图
a. 截骨开口的位置在内侧，没有引起胫骨倾斜度改变；b. 截骨开口在后内侧位置，引起胫骨倾斜度减小，对于 ACL 松弛有效；c. 截骨开口位于前内侧导致胫骨倾斜度增加，对于后交叉韧带松弛有用（美国骨科协会。摘自 Rossi 等．授权）

以保护。在透视下，在胫骨结节水平上方前内侧，由内向外侧置入一枚导针，在关节线下方 1cm 处穿出（图 10-3a）。采用摆锯在导针下方进行骨皮质截骨，防止向上移位和关节内骨折，X 线透视下继续完成截骨。一旦截骨完成，建立内侧开口，以适当的楔形块打入计划的深度（图 10-3b）。截骨块放在前方，将引起胫骨倾斜度增加，如果截骨块在后方，可能胫骨倾斜度将轻度减小。采用 Noyes 等描述的方法测量前后方间隙，以获得修正胫骨倾斜的矫正度：如果前内侧间隙是后内侧间隙的 50%，胫骨倾斜度不会改变；而前方间隙每增加 1mm，胫骨后倾斜度增加 2°。此外，如果前方间隙超过 1cm，推荐胫骨结节截骨避免低位髌骨。X 线透视下，检查下肢力线，间隙被自体、异体或人工骨填塞。最后，采用锁定钢板或 4 孔皮质钢板

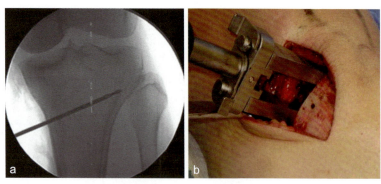

图 10-3　a. 一枚导针从胫骨结节上方钻入至关节线下约 1cm 处出；b. 采用摆锯沿着导针后方进行皮质截骨。截骨完成后，用楔形截骨器械依据之前计划好的深度做出开口

螺钉（Arthrex，Naples，FL，USA），近端孔 6.5mm 松质骨螺钉，远端 4.5mm 皮质骨螺钉（图 10-4）。最后再次透视检查，放掉止血带，常规关闭切口。对于小的矫形，4 孔钢板就够了，但是对于大的和多维矫形，应使用锁定钢板。

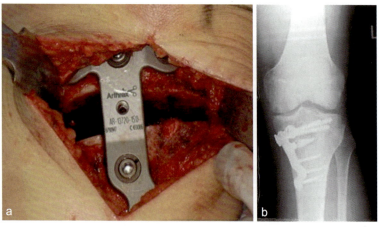

图 10-4　截骨处用钢板固定（Arthrex，Naples，Florida）

第 10 章 胫骨高位截骨和周围不稳

2. 以平衡（iBalance^{Tm}）系统行内侧楔形 HTO 虽然据报道楔形开口 HTO 的长期效果很好，但它也是个有挑战性的手术，比如术中存在神经血管损伤、外侧皮质连续中断或胫骨平台外侧骨折和截骨引起的不稳、矫正度数的丢失和截骨处延迟／不愈合的风险。为了使内侧楔形 HTO 手术减少并发症的风险，重复性好，可以采用 iBalance^{Tm}HTO 系统（Arthrex，Naples，FL）。包括钝性神经血管牵拉器，髌骨牵拉器，力线杆和新的截骨导向器。医生有了这套手术器械，可以通过事先钻相连的孔来减少骨折风险，分散外侧应力；此外，力线杆可以更容易地检查矢状面和冠状面的力线。新的内植物材料聚醚醚酮（PEEK），是一种新型的可透 X 线的生物材料，已使用在不同骨科内植物中。此系统文献报道很安全，并且具有一些优点，如保护神经血管束、内植物惰性低、减少对软组织的刺激，同时可以矫正冠状位和矢状位的力线。我们也在上部分内容描述了相同的方法。在分离内侧副韧带和髌腱后，主孔带有力线杆的导向器放置在髌腱牵拉器上，采用 C 臂机检查矢状位和冠状位的力线。在前后位 X 线片双面力线齿板应在关节线上，这两条线在侧位 X 线片重叠。一旦在这两个平面获得正确的力线，以钉固定主孔导向器，然后去掉力线杆。电钻在主孔钻两个孔，向外侧分散应力，用于容纳钢板。将截骨导向器和保护神经血管的钝性拉钩装配到这个系统上。截骨后，去除这套器械；将类似千斤顶的开口装置（opening-jack paddles）插入截骨间隙，慢慢旋转调整主柄，逐渐张开。一旦矫形完成，iBalance^{Tm} PEEK 内植物放置在正确位置；将钻孔所得的自体骨块或骨替代物填塞在截骨间隙里。在近端用松质骨锚钉，远端用两枚皮质骨锚钉固定 PEEK 板。图 10-5 演示了一些手术步骤。

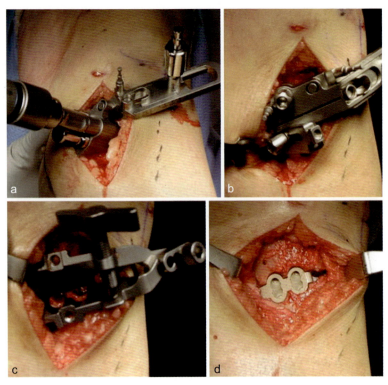

图 10-5 iBalance 技术

a. 用电钻在主孔位钻 2 个孔；b. 截骨导向器；c. 在截骨处插入 opening jack paddles；调整主柄打开截骨间隙，直到满意矫正为止；d.The iBalance PEEK plate 近端用两枚松质骨螺钉固定，远端用两枚皮质骨锚钉固定

3. 采用外固定器行内侧开口 HTO 我们通常使用环形外固定器（Taylor Spatial Frame™，Smith and Nephew），如果畸形严重，逐渐矫正，通常调整角度大于 17.5°。在这些病例中，这个固定器术前由 3 个大于腿部直径 4cm 的环组装而成的。术前在每个平面计算出需要矫正的角度，同时计算出需要调整的长度，术后使用固定器固定后来验证。第一个环被安放在腓骨

头水平，第二个环放置在胫骨结节下方，由 6 根矫形杆连接。第三个环在第二个环远端 5cm，使用 4 根杆链接。近端环在冠状位和矢状位都与胫骨关节面平行。远端 2 个环都与胫骨干成一直线，在第一个环和第二个环之间纠正畸形。将固定器消毒，下肢准备，打止血带。在后外侧腓骨头下方 10cm 处做一长 3cm 切口，分开比目鱼肌和腓骨肌之间的平面，进行腓骨斜行截骨。外固定器被安放到腿上。第一个环使用 2 根钢丝和横穿胫骨的 1 个半导针固定在胫骨上，第二个环使用 1 个导丝和横穿胫骨的 1 个半导针固定在胫骨上（避免损伤腓总神经分支，针应该被放置在更为外侧点而不是内侧）。第三个环采用两根导丝通过胫骨进行固定。此时，在胫骨结节远端前方做一 1.5cm，分离至骨膜，然后进行胫骨截骨（图 10-6）。在手术中可以进行部分矫形，确保截骨正确，在术后最初 7～10 天可以完成调整（骨延长术）。

（三）术后康复

如果使用钢板进行截骨固定，患者术后 6 周内只能足趾着地的部分负重。在这个阶段里，膝关节必须采用铰链式固定在伸直位活动。6 周后复查 X 线片，如果没有问题，鼓励患者增加负重行走。直到 10～12 周再复查 X 线发现骨愈合后，才能逐渐去拐杖和支具。如果采用环形外固定器，患者不佩戴支具术后立即就能部分负重。

四、结　果

文献报道，单纯 HTO 或 HTO 联合韧带重建都能获得较好的效果。在下肢力线不正的患者，采用开口 HTO 无论是在冠状位还是矢状位都能恢复力线，同时解决后方症状性不稳。一些作者报道过在 ACL 松弛内翻膝关节，采用闭口 HTO 或开口

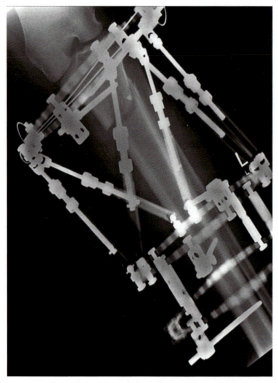

图 10-6　X 线片显示外固定器固定截骨

HTO 都能获得较好的效果。此外，HTO 同时 ACL 重建手术在年轻、活动量大的患者也获得了较好的效果。Noyes 等报道了 23 例双倍内翻和 18 例三倍内翻的膝关节患者，都合并有 ACL 松弛。在行外侧闭口 HTO 患者中，优良率达 83%。Dejour 等报道了 50 例 ACL 松弛合并内翻畸形的膝关节，进行 HTO 同时 ACL 重建和必要时进行关节外手术。平均随访 43 个月，91% 满意。Fowler 等报道了 7 例 ACL 松弛合并内翻力线不正或内侧间室关节炎，他们仅仅行 HTO 手术也纠正了力线，提高了稳定性。Boss 等在 27 例患者中，24 例行外侧闭口 HTO

和 3 例行内侧开口 HTO，其中有 1 例行 ACL 重建手术，他们报道优良率达 75%。

有几篇文献报道了伴有后外侧不稳的内侧开口截骨结果。Naudie 等报道了 17 例后外侧症状性松弛合并过伸内翻畸形患者，进行内侧开口 HTO 矫形胫骨倾斜度。17 例患者中有 16 例表示满意，其中有 1 例出现延迟愈合，1 例行胫骨结节截骨。Arthur 等在 21 例后外侧角松弛、关节内翻的患者中，进行了 8 例单纯的内侧开口 HTO 和 13 例复合延迟韧带重建手术。他们得出了结论：需要韧带延迟重建手术，效果差。

这个手术可能的并发症不仅仅和截骨有关，在大部分病例中，在冠状位和矢状位矫形不够有关。根据 Noyes 等的报道，我们建议如果在内侧间室狭窄的患者，力线机械轴应该落在膝关节中点外侧，避免冠状位上早期畸形复发。在矢状位上，大部分常见的并发症是过分向前开口，导致伸直受限和低位髌骨。使用开口 HTO 的缺点是造成不稳，内植物失效，延迟愈合或不愈合。另一方面，使用外固定器的潜在缺点是患者不舒适，针道感染，因为外固定架不够坚强，可能导致纠正不足。基于这些原因，我们更倾向于仅仅在矫形超过 17.5°，才采用外固定 HTO。

虽然在膝关节不稳进行截骨的经验有限，慢性膝关节不稳的结果较为满意。更长期的随访研究来判断这种手术方法的效果和功能是有必要的。

（傅仰木　周　巍　译　李众利　校）

主要参考文献

[1] Kapandji IA（1970）The physiology of the joints：annotated diagrams of the mechanics of the human joints.E.& S.Livingstone，London
[2] Chao EY（1976）The biomechanics of total joint replacement surgery.

Geriatrics 31: 48-57

[3] Krackow KA (1983) Approaches to planning lower extremity alignment for total knee arthroplasty and osteotomy about the knee. Adv Orthop Surg 7: 69

[4] Moreland JR, Bassett LW, Hanker GJ (1987) Radiographic analysis of the axial alignment of the lower extremity.J Bone Joint Surg Am 69: 745-749

[5] Hsu RW, Himeno S, Coventry MB, Chao EY (1990) Normal axial alignment of the lower extremity and load-bearing distribution at the knee.Clin Orthop Relat Res 255: 215-227

[6] Paley D, Tetsworth K (1992) Mechanical axis deviation of the lower limbs.Preoperative planning of uniapical angular deformities of the tibia or femur.Clin Orthop Relat Res 1: 48-64

[7] Hungerford DS (1995) Alignment in total knee replacement.Instr Course Lect 44: 455-468

[8] Dejour H, Bonnin M (1994) Tibial translation after anterior cruciate ligament rupture.Two radiological tests compared.J Bone Joint Surg Br 76: 745-749

[9] Moore TM, Harvey JP Jr (1974) Roentgenographic measurement of tibial-plateau depression due to fracture.J Bone Joint Surg Am 56: 155-160

[10] Brazier J, Migaud H, Gougeon F, Cotten A, Fontaine C, Duquennoy A (1996) Evaluation of methods for radiographic measurement of the tibial slope.A study of 83 healthy knee.Rev Chir Orthop Reparatrice Appar Mot 82: 195-200

[11] Lecuire F, Lerat JL, Bousquet G, Dejour H, Trillat A (1980) The treatment of genu recurvatum.Rev Chir Orthop Reparatrice Appar Mot 66: 95-103

[12] Paley D, Herzenberg JE, Tetsworth K, McKie J, Bhave A (1994) Deformity planning for frontal and sagittal plane corrective osteotomies.Orthop Clin North Am 25: 425-465

[13] Insall JN (1993) Total knee arthroplasty in rheumatoid arthritis.

Ryumachi 33:472

[14] Matsuda S, Miura H, Nagamine R, Urabe K, Ikenoue T, Okazaki K, Iwamoto Y (1999) Posterior tibial slope in the normal and varus knee.Am J Knee Surg 12:165-168

[15] Chiu KY, Zhang SD, Zhang GH (2000) Posterior slope of tibial plateau in Chinese.J Arthroplasty 15:224-227

[16] Genin P, Weill G, Julliard R (1993) The tibial slope.Proposal for a measurement method.J Radiol 74:27-33

[17] Lephart SM, Pincivero DM, Rozzi SL (1998) Proprioception of the ankle and knee.Sports Med 25:149-155

[18] Dejour H, Walch G, Chambat P (1988) Active subluxation in extension: a new concept of study of the ACL-defi cient knee.Am J Knee Surg 1:204-211

[19] Dejour H, Neyret P, Bonnin M (1994) Instability and osteoarthritis in knee surgery.In: Knee surgery.Williams & Wilkins, Baltimore, pp 859-875

[20] Giffi n JR, Stabile KJ, Zantop T, Vogrin TM, Woo SL, Harner CD (2007) Importance of tibial slope for stability of the posterior cruciate ligament defi cient knee.Am J Sports Med 35(9):1443-1449

[21] Noyes FR, Simon R (1194) The role of high tibial osteotomy in the anterior cruciate ligamentdefi cient knee.In: DeLee JC, Drez D (eds) Orthopaedic sports medicine.Principles and practice.WB Saunders, Philadelphia, pp 1401-1443

[22] Markolf KL, Bargar WL, Shoemaker SC, Amstutz HC (1981) The role of joint load in knee stability.J Bone Joint Surg Am 63:570-585

[23] Noyes FR, Barber-Westin SD, Hewett TE (2000) High tibial osteotomy and ligament reconstruction for varus angulated anterior cruciate ligament-defi cient knees.Am J Sports Med 28:282-296

[24] Hughston JC, Jacobson KE (1985) Chronic posterolateral rotatory instability of the knee.J Bone Joint Surg Am 67:351-359

[25] Goradia VK, Van Allen J (2002) Chronic lateral knee instability

treated with a high tibial osteotomy.Arthroscopy 18: 807-811

[26] Hetsroni I, Lyman S, Pearle AD, Marx RG (2013) The effect of lateral opening wedge distal femoral osteotomy on medial knee opening: clinical and biomechanical factors.Knee Surg Sports Traumatol Arthrosc.doi: 10.1007/s00167-013-2405-3

[27] Clatworthy M, Amendola A (1999) The anterior cruciate ligament and arthritis.Clin Sports Med 18: 173-198

[28] Naudie DD, Amendola A, Fowler PJ (2004) Opening wedge high tibial osteotomy for symptomatic hyperextension-varus thrust.Am J Sports Med 32: 60-70

[29] Ducat A, Sariali E, Lebel B, Mertl P, Hernigou P, Flecher X, Zayni R, Bonnin M, Jalil R, Amzallag J, Rosset P, Servien E, Gaudot F, Judet T, Catonné Y (2012) Posterior tibial slope changes after opening- and closing-wedge high tibial osteotomy: a comparative prospective multicenter study.Orthop Traumatol Surg Res 98 (1): 68-74

[30] Noyes FR, Goebel SX, West J (2005) Opening wedge tibial osteotomy: the 3-triangle method to correct axial alignment and tibial slope.Am J Sports Med 33: 378-387

[31] Lerat JL, Moyen B, Garin C, Mandrino A, Besse JL, Brunet-Guedj E (1993) Anterior laxity and internal arthritis of the knee. Results of the reconstruction of the anterior cruciate ligament associated with tibial osteotomy.Rev Chir Orthop Reparatrice Appar Mot 79: 365-374

[32] Hohmann E, Bryant A, Imhoff AB (2006) The effect of closed wedge high tibial osteotomy on tibial slope: a radiographic study. Knee Surg Sports Traumatol Arthrosc 14: 454-459

[33] Giffi n JR, Vogrin TM, Zantop T, Woo SL, Harner CD (2004) Effects of increasing tibial slope on the biomechanics of the knee.Am J Sports Med 32: 376-382

[34] Noyes FR, Barber-Westin SD (1996) Surgical restoration to treat chronic defi ciency of the posterolateral complex and cruciate

ligaments of the knee joint.Am J Sports Med 24: 415-426
[35] Aggarwal A, Panarella L, Amendola A (2005) Considerations for osteotomy in the ACL defi-cient knee.Sports Med Arthrosc 13: 109-115
[36] Dietrick T, Bugbee W (2005) Distal femoral osteotomy utilizing a lateral opening-wedge technique.Tech Knee Surg 4: 186-192
[37] Brown G, Amendola A (2000) Radiographic evaluation and preoperative planning for high tibial osteotomies.Oper Tech Sports Med 8: 2-14
[38] Savarese E, Bisicchia S, Romeo R, Amendola A (2011) Role of high tibial osteotomy in chronic injuries of posterior cruciate ligament and posterolateral corner.J Orthop Traumatol 12 (1): 1-17
[39] LaPrade RF, Wentorf F (2002) Diagnosis and treatment of posterolateral knee injuries.Clin Orthop Relat Res 402: 110-121
[40] Dugdale TW, Noyes FR, Styer D (1992) Preoperative planning for high tibial osteotomy.The effect of lateral tibiofemoral separation and tibiofemoral length.Clin Orthop Relat Res 274: 248-264
[41] Rodnercm, Adams DJ, Diaz-Doran V, Tate JP, Santangelo SA, Mazzocca AD, Arciero RA (2006) Medial opening wedge tibial osteotomy and the sagittal plane: the effect of increasing tibial slope on tibiofemoral contact pressure.Am J Sports Med 34: 1431-1441
[42] Rossi R, Bonasia DE, Amendola A (2011) The role of high tibial osteotomy in the varus knee.J Am Acad Orthop Surg 19 (10): 593-596
[43] Chou YC, Chen DC, Hsieh WA, Chen WF, Yen PS, Harnod T, Chiou TL, Chang YL, Su CF, Lin SZ, Chen SY (2008) Effi cacy of anterior cervical fusion: comparison of titanium cages, polyetheretherketone (PEEK) cages and autogenous bone grafts.J Clin Neurosci 15: 1240-1245
[44] Getgood A, Collins B, Slynarski K, Kurowska E, Parker D, Engebretsen L, MacDonald PB, Litchfi eld R (2013) Short-term safety and effi cacy of a novel high tibial osteotomy system: a case

controlled study.Knee Surg Sports Traumatol Arthrosc 21（1）：260-269

[45] Fowler PJ，Kirkley A，Roe J（1994）Osteotomy of the proximal tibia in the treatment of chronic anterior cruciate ligament insuffi ciency.J Bone Joint Surg Br 76B（Suppl）：26

[46] Noyes FR，Dunworth LA，Andriacchi TP，Andrews M，Hewett TE（1996）Knee hyperextension gait abnormalities in unstable knees. Recognition and preoperative gait retraining.Am J Sports Med 24：35-45

第 11 章

ACL 合并周围膝关节不稳：东方人的经验

Ryosuke Kuroda, Takehiko Matsushita, Daisuke Araki, Yuichiro Nishizawa, Tomoyuki Matsumoto, and Masahiro Kurosaka

一、前　言

在过去的 20 多年，前交叉韧带（ACL）重建手术已经成为骨科常规手术。75%～95% 患者长期随访结果良好，但只有 8% 表示不满意，其原因是复发性不稳或移植肌腱失效。为了防止 ACL 重建失败，医生们必须了解 ACL 解剖和 ACL 解剖重建手术技巧。同样，医生们也要明白成功的 ACL 重建手术不仅仅光靠手术本身，也涉及其他因素，如合并其他软组织损伤，术后康复/训练重返赛场，再损伤的风险，腱骨愈合失败。据报道，只有 30%～40% 的患者在单束重建术后 IKDC 评分正常，超过 60% 患者有可能未完全康复到受伤前水平。此外，有学者通过力学研究认为单束重建不能完全恢复正常膝关节运动学。解剖研究显示正常 ACL 是由 2 个功能束组成，前内侧束（AM）和后外侧束（PL）。因此，很多人对双束 ACL 重建增加了兴趣，因为这种手术可以复制出 2 个功能束，更接近正常膝关节稳定性和运动学。在本章，我们描述了 ACL 不稳定和东方人的治疗经验。据报道，和正常 ACL 相比，在慢性 ACL 损伤在伸直位胫骨相对于股骨明显向前半脱位。而且，慢性 ACL 损伤引起胫骨向前半脱位、胫骨半脱位和 ACL 损伤与前方不稳定的程度呈正相关。为了防止 ACL 重建失败，移植肌腱的生物整合是获得 ACL 重建手术成功的先决条件。理论上，保存 ACL 残端组织的生物和力学性能，可以恢复 ACL 重建术后移植肌腱的本体觉功能。ACL 残端在试验中，被证实具有提高移植肌腱再血管化、韧带化，和再生的作用。组织学研究显示人体 ACL 残端含有促进愈合的细胞。在本章，我们讨论东方人 ACL 不稳定和治疗的经验，包括以下内容：膝关节 ACL 松弛胫骨向前半脱位、膝关节松弛 ACL 关节外重建手术、保残手术、重建加强手术。

二、ACL 重建术前和术后胫骨向前半脱位

相对于正常膝关节正常 ACL，膝关节 ACL 松弛不仅前方不稳，而且在膝关节完全伸直是会出现胫骨相对于股骨向前移位。Mishima 等通过 KT-1000 研究，报道了膝关节 ACL 松弛胫骨向前半脱位和膝关节受伤时间和前方不稳的程度呈正相关。研究表明，一旦 ACL 损伤，ACL 松弛度随着时间的推移会导致胫骨向前半脱位逐渐加重。在前方不稳的患者，胫骨前方明显不稳并且对抗胫骨前移的力量也很小，诱发继发病变如后交叉韧带（PCL）和（或）后关节囊逐渐缩短，最终导致胫骨向前半脱位。

此外，Fukuta 等报道了如果合并内侧和外侧半月板损伤、轴移试验阳性，再损伤时，胫骨前向半脱位程度更明显。

另一方面，ACL 重建临床成功的患者，在向胫骨后方施加应力时，胫骨前向半脱位也不能消除，仍有 ACL 重建术后胫骨残留前向半脱位。此种现象被认为完整 PCL 的滑膜鞘被侵蚀，

引起瘢痕反应，继发 PCL 挛缩，导致 ACL 重建术后固定性前脱位。相似的是，在完整的 ACL 而 PCL 慢性松弛的膝关节中，ACL 形态学出现相似的特征改变，以及不可复位的向后半脱位。

此外，Almekinders 等也报道了膝关节 ACL 松弛未治疗，不可矫正的胫骨向前半脱位，继发骨关节炎改变，进而不稳定性减少。不可复的胫骨向前半脱位可以解释在稳定重建后，虽然提高了重建膝关节的稳定性，但骨关节炎仍可进展这一现象。

在我们的研究中，膝关节 ACL 松弛的患者，如果损伤时间超过 6 个月，更容易出现胫骨前移半脱位。在这种慢性膝关节 ACL 松弛的患者，即使做了 ACL 重建手术，胫骨前移半脱位也很难复位。

三、关节内、外重建的东方经验

Yamaguchi 等报道了 45 例患者性采用髂胫束进行关节内联合关节外的 ACL 重建手术。手术包括关节内和采用髂胫束关节外重建。在大腿外侧取一长 25cm 的纵形切口，分开皮下组织。从髂胫束获得一条长 22cm 移植物，保留胫骨止点（Gerdy 结节）。采用由外向内的方法钻取股骨骨道。骨道关节内出口位于股骨外侧髁上内角，位于关节囊的前方。做一平行于髌骨内缘的切口。在直视下，从胫骨结节内侧向 ACL 止点前半部分钻取胫骨骨道。移植肌腱从腓侧副韧带深处穿向胫骨和股骨骨道内。膝关节屈曲 90° 足外旋，拉紧移植肌腱并缝合到腓侧副韧带和股骨外髁的骨膜上。然后，膝关节屈曲 30° 足外旋，移植肌腱缝合到胫骨骨道出口周围骨膜。他们随访了 24 年以上，虽然 50% 患者都重返体育活动，而且没有患者再需要临床干预，但 X 线片显示 17 例患者（71%）有轻度或重度退变。在这个临床研究中，并没有弄清楚关节内联合关节外 ACL 重建手术能否恢复正常膝关节运动学（图 11-1）。

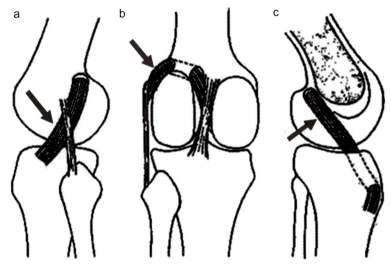

图 11-1　Yamaguchi 报道的关节内联合关节外 ACL 重建手术

a. 外侧位；b. 后方位；c. 髁间位

四、东方人保残手术的经验

采用髂胫束进行关节内联合关节外重建手术：ACL 移植肌腱。保残的 ACL 重建手术，主要是保留 ACL 残留部分，在过去几十年里这种手术很流行。Schultz 等第一次描述了 ACL 组织上的机械性感受体，认为 ACL 残端具有本体感觉和血管的功能，这可能在 ACL 残端和移植物之间血管化起作用。理论上，保留 ACL 残端组织非常有可能利于 ACL 重建术后恢复移植肌腱的本体感觉功能。由于 ACL 残端组织具有滑膜和筋膜内血管，因此，保留 ACL 残端组织可能也会促进 ACL 重建术后移植肌腱血管化和细胞分化。基于这些概念，许多研究者在单束的 ACL 重建手术中，保留了 ACL 残端组织。近来，Ahn 等介绍了双束 ACL 重建手术，建立 2 个股骨骨道和 1 个胫骨骨道的保残方法。随后，Ochi 等介绍了采用腘绳肌腱，双束重建保残技术。他们采用远端前内侧入口制备股骨骨道,在前内侧入口中央纵行劈开ACL残端,导针尖端从中心穿出,使胫骨骨道在ACL原足印处依据解剖建立。Yasuda等报道了保留残端组织经胫骨,双束ACL解剖重建手术的临床效果。他们得出的结果是和之前报道的不保残的双束解剖重建效果相当。为了准确地评估残端组织的形态,应在膝关节各种屈曲角度下进行关节镜检查,判断双束[前内侧束(AMB)和后外侧束(PLB)]的不同程度的紧张度。在4字试验位置下,可以更好地观察评估PLB股骨止点的状态。大部分ACL残端没有生物力学作用。此外,缺少长期的研究来证实保留ACL残端的临床效果证据,而且保残手术需要手术技术更高。股骨和胫骨骨道的解剖位置应该是ACL重建手术的根本,这样才能获得最佳的临床效果和生物力学结果。

五、加强重建手术的东方经验

另一方面,ACL残端有时候被认为是AMB或PLB单束损伤。为了辨别这些损伤类型,仔细的关节镜检查很关键。首先,仔细评估股骨和胫骨止点的位置。其次,评估残端纤维的方向。这些都是在膝关节屈曲90°时候完成。如果AMB是完整的,残留组织连接AMB止点位置在股骨和胫骨之间,在这个角度用探钩检查应该是紧张状态的。接着,在4字试验位置下,检查残端组织。如果PLB是完整的,残端组织应该是紧张状态的。Nakamae等在ACL完全损伤的患者,通过膝关节前后和旋转稳定性,评估了ACL残端组织的生物力学作用。他们通过关节镜观察,将ACL残端分为五类。在这五类中,他们认为部分AMB或PLB损伤者,KT-2000测量前后方移位程度明显较小。之前Araki的报道中,采用了电子成像系统(EMS)也评估了AMB或PLB损伤。使用EMS在Lachman和轴移试验，定量评估 ACL 部分损伤，结果显示比 ACL 完全断裂松弛度小，而比对侧正常 ACL 的松弛度大。因此，ACL 残端可以通过仔细的关节镜检查发现，只有在 ACL 部分损伤时候，才考虑大部分保留 AMB 或 PLB。在我们的研究中，我们认为这些 ACL 残端对膝关节稳定性是有作用的。基于这些发现，这种选择性的重建 AMB 或 PLB 的 ACL 加强技术，在临床上取得较好的效果。Ochi 等检查了 45 例采用自体半腱肌，ACL 加强技术的患者，随访 2 年。如果 ACL 残端被认为是 PLB，仅仅重建 AMB。相反，如果 ACL 残端被认为是 AMB，仅仅重建 PLB。这种手术可以提高术后关节的稳定性和关节的位置觉及 Lysholm 评分。他们得出结论：这种手术对于留有 ACL 残端的病人是一种治疗方法。Ohsawa 的一项最新的研究，通过二次关节镜检查，评估了选择性 AMB 或 PLB 的 ACL 重建术后 1 年，保留残端的形态和临床效果。他们报道了保留 ACL 残端术后形态学正常，前后位和旋转稳定性都有提高。为了成功地进行保残手术，首先要辨认出部分 ACL 损伤，是否完整留有 AMB 或 PLB。通过保留这些残端束，加强重建手术可以更为微创。此外，保留这些残端束，有助于提供生物力学功能和生物愈合能力。因此，虽然这种手术技术要求较高，但是保残手术是这类患者的一个较好的治疗方法。

六、总　　结

我们对 ACL 不稳定和慢性 ACL 松弛东方治疗经验进行了综述。对于膝关节慢性 ACL 松弛，胫骨明显前移的患者，ACL 重建术后，胫骨向前半脱位也很难复位。关于关节内联合关节外重建手术，文献仍然没有清楚报道这些手术能否恢复正常膝关节运动学，到目前为止，我们也没有发现有任何的优点。日本之前的临床研究，解剖重建是恢复正常膝关节运动学的关

第 11 章　ACL 合并周围膝关节不稳：东方人的经验

键。此外，保残可以提高生物力学功能和生物愈合。因此，我们相信即使保残手术技术要求高，保留残端的双束 ACL 解剖重建能够更好地恢复膝关节的运动学。

（傅仰木　周　巍　译　李众利　校）

主要参考文献

[1] Corsetti JR，Jackson DW（1996）Failure of anterior cruciate ligament reconstruction：the biologic basis.Clin Orthop Relat Res 325：42-49

[2] Getelman MH，Friedman MJ（1999）Revision anterior cruciate ligament reconstruction surgery.J Am Acad Orthop Surg 7（3）：189-198

[3] Jaureguito JW，Paulos LE（1996）Why grafts fail.Clin Orthop Relat Res 325：25-41

[4] Biau DJ，Tournoux C，Katsahian S，Schranz P，Nizard R（2007）ACL reconstruction：a metaanalysis of functional scores.Clin Orthop Relat Res 458：180-187

[5] Georgoulis AD，Papadonikolakis A，Papageorgiou CD，Mitsou A，Stergiou N（2003）Threedimensional tibiofemoral kinematics of the anterior cruciate ligament-defi cient and reconstructed knee during walking.Am J Sports Med 31（1）：75-79

[6] Woo SL，Kanamori A，Zeminski J，Yagi M，Papageorgiou C，Fu FH（2002）The effectiveness of reconstruction of the anterior cruciate ligament with hamstrings and patellar tendon.A cadaveric study comparing anterior tibial and rotational loads.J Bone Joint Surg Am 84-A（6）：907-914

[7] Girgis FG，Marshall JL，Monajem A（1975）The cruciate ligaments of the knee joint.Anatomical，functional and experimental analysis.Clin Orthop Relat Res（106）：216-231

[8] Arnoczky SP（1983）Anatomy of the anterior cruciate ligament.Clin Orthop Relat Res 172：19-25

[9] Amis AA，Dawkins GP（1991）Functional anatomy of the anterior

cruciate ligament.Fibre bundle actions related to ligament replacements and injuries.J Bone Joint Surg Br 73（2）：260-267

[10] Mae T，Shino K，Miyama T et al（2001）Single- versus two- femoral socket anterior cruciate ligament reconstruction technique：biomechanical analysis using a robotic simulator.Arthroscopy 17（7）：708-716

[11] Musahl V，Voos JE，O'Loughlin PF et al（2010）Comparing stability of different single-and double-bundle anterior cruciate ligament reconstruction techniques：a cadaveric study using navigation.Arthroscopy 26（9 Suppl）：S41-S48

[12] Yagi M，Wong EK，Kanamori A，Debski RE，Fu FH，Woo SL（2002）Biomechanical analysis of an anatomic anterior cruciate ligament reconstruction.Am J Sports Med 30（5）：660-666

[13] Kuroda R，Matsushita T（2011）Anatomic double-bundle anterior crucial ligament reconstruction with G-ST.Curr Rev Musculoskelet Med 4（2）：57-64

[14] Fujita N，Kuroda R，Matsumoto T et al（2011）Comparison of the clinical outcome of doublebundle，anteromedial single-bundle，and posterolateral single-bundle anterior cruciate ligament reconstruction using hamstring tendon graft with minimum 2-year follow-up.Arthroscopy 27（7）：906-913

[15] Almekinders LC，Chiavetta JB（2001）Tibial subluxation in anterior cruciate ligament- defi cient knees：implications for tibial tunnel placement.Arthroscopy 17（9）：960-962

[16] Almekinders LC，de Castro D（2001）Fixed tibial subluxation after successful anterior cruciate ligament reconstruction.Am J Sports Med 29（3）：280-283

[17] Mishima S，Takahashi S，Kondo S，Ishiguro N（2005）Anterior tibial subluxation in anterior cruciate ligament-defi cient knees：quantifi cation using magnetic resonance imaging.Arthroscopy 21（10）：1193-1196

[18] Locherbach C，Zayni R，Chambat P，Sonnery-Cottet B（2010）

Biologically enhanced ACL reconstruction.Orthop Traumatol Surg Res 96（7）：810-815

[19] Yasuda K，Kondo E，Kitamura N，Kawaguchi Y，Kai S，Tanabe Y（2012）A pilot study of anatomic double-bundle anterior cruciate ligament reconstruction with ligament remnant tissue preservation.Arthroscopy 28（3）：343-353

[20] Matsumoto T，Ingham SM，Mifune Y et al（2012）Isolation and characterization of human anterior cruciate ligament-derived vascular stem cells.Stem Cells Dev 21（6）：859-872

[21] Matsumoto T，Kubo S，Sasaki K et al（2012）Acceleration of tendon-bone healing of anterior cruciate ligament graft using autologous ruptured tissue.Am J Sports Med 40（6）：1296-1302

[22] Mifune Y，Matsumoto T，Ota S et al（2012）Therapeutic potential of anterior cruciate ligamentderived stem cells for anterior cruciate ligament reconstruction.Cell Transplant 21（8）：1651-1665

[23] Mifune Y，Matsumoto T，Takayama K et al（2013）Tendon graft revitalization using adult anterior cruciate ligament（ACL）-derived CD34+ cell sheets for ACL reconstruction.Biomaterials 34（22）：5476-5487

[24] Vahey TN，Hunt JE，Shelbourne KD（1993）Anterior translocation of the tibia at MR imaging：a secondary sign of anterior cruciate ligament tear.Radiology 187（3）：817-819

[25] Fukuta H，Takahashi S，Hasegawa Y，Ida K，Iwata H（2000）Passive terminal extension causes anterior tibial translation in some anterior cruciate ligament-defi cient knees.J Orthop Sci 5（3）：192-197

[26] Almekinders LC，Pandarinath R，Rahusen FT（2004）Knee stability following anterior cruciate ligament rupture and surgery.The contribution of irreducible tibial subluxation.J Bone Joint Surg Am 86-A（5）：983-987

[27] Ochi M，Murao T，Sumen Y，Kobayashi K，Adachi N（1999）Isolated posterior cruciate ligament insuffi ciency induces

morphological changes of anterior cruciate ligament collagen fi brils. Arthroscopy 15（3）：292-296

[28] Strobel MJ，Weiler A，Schulz MS，Russe K，Eichhorn HJ（2002）Fixed posterior subluxation in posterior cruciate ligament-defi cient knees：diagnosis and treatment of a new clinical sign.Am J Sports Med 30（1）：32-38

[29] Yamaguchi S，Sasho T，Tsuchiya A，Wada Y，Moriya H（2006）Long term results of anterior cruciate ligament reconstruction with iliotibial tract：6-，13-，and 24-year longitudinal followup.Knee Surg Sports Traumatol Arthrosc 14（11）：1094-1100

[30] Ochi M，Abouheifmm，Kongcharoensombat W，Nakamae A，Adachi N，Deie M（2011）Double bundle arthroscopic Anterior Cruciate Ligament reconstruction with remnant preserving technique using a hamstring autograft.Sports Med Arthrosc Rehabil Ther Technol 3：30

[31] Adachi N，Ochi M，Uchio Y，Sumen Y（2000）Anterior cruciate ligament augmentation under arthroscopy.A minimum 2-year follow-up in 40 patients.Arch Orthop Trauma Surg 120（3-4）：128-133

[32] Ochi M，Adachi N，Deie M，Kanaya A（2006）Anterior cruciate ligament augmentation procedure with a 1-incision technique：anteromedial bundle or posterolateral bundle reconstruction. Arthroscopy 22（4）：463.e1-463.e5

[33] Ahn JH，Lee YS，Ha HC（2009）Anterior cruciate ligament reconstruction with preservation of remnant bundle using hamstring autograft：technical note.Arch Orthop Trauma Surg 129（8）：1011-1015

[34] Lee BI，Kwon SW，Kim JB，Choi HS，Min KD（2008）Comparison of clinical results according to amount of preserved remnant in arthroscopic anterior cruciate ligament reconstruction using quadrupled hamstring graft.Arthroscopy 24（5）：560-568

[35] Lee BI，Min KD，Choi HS，Kim JB，Kim ST（2006）Arthroscopic anterior cruciate ligament reconstruction with the tibial-remnant preserving technique using a hamstring graft.Arthroscopy 22（3）：

340.e1-340.e7

[36] Yoon KH, Bae DK, Cho SM, Park SY, Lee JH (2009) Standard anterior cruciate ligament reconstruction versus isolated single-bundle augmentation with hamstring autograft.Arthroscopy 25 (11): 1265-1274

[37] Schultz RA, Miller DC, Kerr CS, Micheli L (1984) Mechanoreceptors in human cruciate ligaments.A histological study.J Bone Joint Surg Am 66 (7): 1072-1076

[38] Adachi N, Ochi M, Uchino Y, Iwasa J, Ryoke K, Kuriwaka M (2002) Contribution of mechanoreceptors in the anterior cruciate ligament to the joint position sense knee.Acta Orthop Scand 73: 330-334

[39] Mifune Y, Ota S, Takayama K et al (2013) Therapeutic advantage in selective ligament augmentation for partial tears of the anterior cruciate ligament: results in an animal model.Am J Sports Med 41(2): 365-373

[40] Dhillon MS, Bali K, Vasistha RK (2010) Immunohistological evaluation of proprioceptive potential of the residual stump of injured anterior cruciate ligaments (ACL).Int Orthop 34 (5): 737-741

[41] Nakamae A, Ochi M, Deie M et al (2010) Biomechanical function of anterior cruciate ligament remnants: how long do they contribute to knee stability after injury in patients with complete tears? Arthroscopy 26 (12): 1577-1585

[42] Araki D, Kuroda R, Matsushita T et al (2013) Biomechanical analysis of the knee with partial anterior cruciate ligament disruption: quantitative evaluation using an electromagnetic measurement system. Arthroscopy 29 (6): 1053-1062

[43] Ochi M, Adachi N, Uchio Y et al (2009) A minimum 2-year follow-up after selective anteromedial or posterolateral bundle anterior cruciate ligament reconstruction.Arthroscopy 25 (2): 117-122

[44] Ohsawa T, Kimura M, Kobayashi Y, Hagiwara K, Yorifuji H, Takagishi K (2012) Arthroscopic evaluation of preserved ligament remnant after selective anteromedial or posterolateral bundle anterior cruciate ligament reconstruction.Arthroscopy 28 (6): 807-817

第 12 章

ACL 合并周围不稳：西方的经验

Stefano Zaffagnini，Alberto Grassi，Tommaso Roberti di Sarsina，Tommaso Bonanzinga，Giulio Maria Marcheggiani Muccioli，and Maurilio Marcacci

一、前　言

　　因为周围结构在 ACL 初次重建失败的原因中越来越受关注，我们在本章节将分析 ACL 损伤合并周围不稳的经验。我们知道 ACL 合并膝关节后外侧结构损伤与慢性前交叉韧带松弛有关，尤其是与外旋松弛且轴移试验（PST）明显阳性的患者有关。髂胫束撕脱引起的 Segond 骨折或者外侧副韧带（LCL）中"前斜束"损伤通常伴随着 ACL 损伤，也是这些结构损伤的证据。由于 ACL 和外侧结构损伤，膝关节不稳致胫骨外侧半脱位，磁共振图像显示"骨挫伤"。正如 Dodds 和 Amis 最近指出，这些后外侧结构问题不是直接表现，而是在 PST 试验中间接的限制结构，在旋转松弛和内旋时，作为 ACL 前后移位一级限制结构的补充。ACL 重建术后，仍持续存在的旋转松弛，提示单束关节内重建手术在某些患者，不能完全恢复膝关节旋转稳定性。这些关注使得 Marcacci 教授发明了他的单束过顶 ACL 重建手术加外侧成形术，自 1993 年起，我们中心就采用这种手术方法。这种技术要考虑到 3 点：之前提及的 ACL

损伤合并其他结构损伤，这些其他结构在 ACL 重建中要得到重视，事实上后外侧角结构在胫骨内旋中起重要作用；外侧关节外成形术远离膝关节旋转中心，在控制轴移试验 PST 中比关节内重建提供更大的力臂；关节外成形术的原理是制备出胫骨内旋的限制结构。支持标准 ACL 重建关节外成形术的作者，报道了 PST 和外侧胫骨移位都得到了改善，然而，这些相似技术理论依据作为初次或翻修重建的选择仍然比较困难，而且是以经验为主的手术。

二、ACL 重建 + 外侧成形术：手术技术

（一）关节镜设备

患者仰卧于手术台上，在尽量靠近大腿近端绑扎气囊止血带。在膝关节上方置一支撑，在关节镜检查时候给予关节应力。通常髌骨上内侧入口用于进水，前外侧观察入口，前内侧操作入口。如果有必要，就进行半月板切除或软骨成形术。当 ACL 损伤确定后，准备胫骨止点周围和髁间窝。保留胫骨止点，清理髁间窝的软组织，但并不是真正的"髁间窝成形术"。

（二）获取移植肌腱

将患者的下肢置于"4"字位置；鹅足位于腘绳肌腱在胫骨前内侧止点的远端。在鹅足做一个 3cm 横行切口（胫骨结节远端 2cm、近端 1cm）。分离皮下组织，平行于鹅足方向切开筋膜（图 12-1）。将缝匠肌牵向上方，从周围软组织钝性分离股薄肌和半腱肌。使用钝性肌腱剥离器（Acufex，Microsurgical，Mansfield，MA）在屈曲超过 90°下更容易认出肌腱的止点，保持肌腱远端的紧张度，获得股薄肌和半腱肌。为了获得尽可能长的移植肌腱，通常为 20cm，应格外小

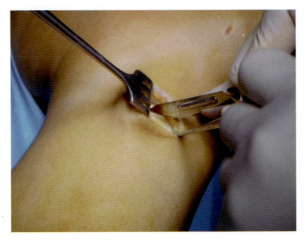

图 12-1　平行于鹅足肌腱方向切开筋膜

心。使用 3 根不可吸收 2 号线编织缝合移植肌腱（Laboratory Bruneau，Boulogne Billancourt，France），在肌腱游离近端拉紧缝线。保留 2 个肌腱的胫骨止点，维持他们的神经血管供应。

（三）胫骨骨道

在关节镜监视下，在胫骨内侧面插入一导针，通过移植肌腱的切口，直至 ACL 胫骨止点。沿着导针钻入直径为 8～9mm 的电钻。然后，从胫骨骨道穿入带环的导丝到胫骨髁间窝，用钳子从前内侧入口拉出。

（四）过顶位置

膝关节置于屈曲 90°足外旋，在股骨外髁做一个长 3～5cm 纵形切口。分离出髂胫束后 1/3，向前牵拉。为了进入外侧肌肉间隙，从下方的腓肠肌外侧头分离出上方的股外侧肌，我们在大腿外侧进行分离。当外侧肌间隙被清楚显露，就能在关节囊外到达关节囊后方。如果不能到达关节囊后方，进一步分离间隔。通过用手指触摸股骨外髁后结节，确定正确"过顶"位置，同时在下一步操作中保护后方结构。将一弧形血管钳插入前内侧入口至股骨髁间窝，尖端尽可能靠近近端，抵住关节囊后方。从股骨外侧至肌间隙后方触摸到这个血管钳，通过膝关节囊后方薄层推出，至之前准备好的后间隙。用血管钳的尖端钳住一个缝线环，通过前内侧入口从前方拉出，然后套入此入口之前插入的导丝环。从胫骨侧拉出导丝，在胫骨骨道底部拉出缝线环，从胫骨切口出来。在这一步操作最后，缝线穿过胫骨骨道和膝关节腔，从股骨外侧切口出来（图 12-2）。

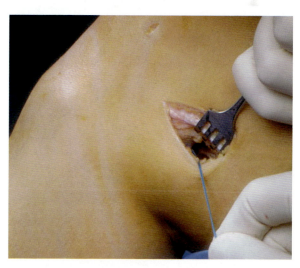

图 12-2 缝线环从股骨切口拉出，用于将移植肌腱穿过膝关节腔

（五）移植肌腱的位置和固定

移植肌腱的游离端穿过牵引线，使用小骨刀在股骨外侧做切迹，再将移植肌腱通过关节腔内拉出来（图 12-3）。在股骨外侧面至股骨外髁起始处做一沟槽，允许移植肌腱从前方水平出来，而且位于等长位置。一旦移植肌腱位于正确的位置，将

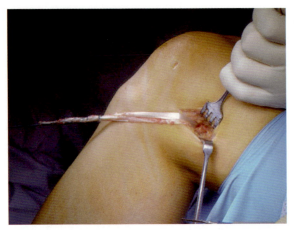

图 12-3　在移植肌腱从外侧切口拉出后，进行外侧成形术前，应该检查移植肌腱的长度

移植肌腱拉紧，通过全范围的活动膝关节来检查它的稳定性。然后，采用 2 枚金属门型钉将移植肌腱牢固地固定在股骨外侧皮质的沟槽（图 12-4），保持膝关节屈曲 90°足外旋。通过

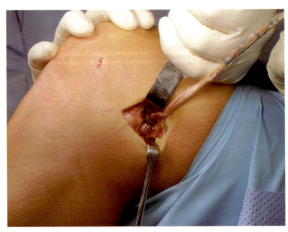

图 12-4　在外侧股骨皮质处采用 2 枚门型钉固定，维持在膝关节屈曲约 90°足外旋位

第 12 章　ACL 合并周围不稳：西方的经验

在胫骨前外侧面拉紧移植肌腱，检查移植肌腱是否足够长来进行外侧成形术。如果移植肌腱足够长，在 GT 结节下方行 1～2cm 皮肤切口，切开筋膜（图 12-5）。然后，在筋膜下方通过这个切口穿入一个小的血管钳至股骨外髁，将移植肌腱游离端缝合，置于血管钳的顶端，向下拉出 GT 结节切口。在拉紧移植肌腱、检查外侧肌腱固定的等长点后，用另一枚金属门型钉在 GT 结节下方至胫骨外侧面固定移植肌腱。在上内侧入口插入关节内引流管，在伤口内侧和外侧插入另外一个引流管。关闭髂胫束缺损处，在内侧筋膜跨过鹅足没有关闭时候，注意防止髌骨向外倾斜和髌骨高压。

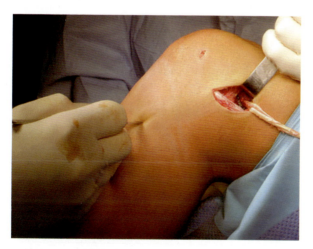

图 12-5　检查确定移植肌腱长度足够后，在 Gerdy 结节下方做 1～2cm 切口，用于进行外侧成形术

三、手术技巧

这种手术技术的主要特点是移植肌腱足够长。因此，应该仔细避免移植肌腱短或移植肌腱断裂的发生。从股薄肌和半腱

肌肌腱仔细分离出他们的筋膜止点，在用取腱器取腱时，必须非常仔细、小心，避免肌腱切断。如果出现这两根肌腱中一根过短，这个肌腱可以进行缝合，重建技术应该根据所描述的方法进行。在大部分病例中，关节内移植肌腱可以由两束组成，外侧成形术不可避免地用弱的一束组成。为了多获得1cm或2cm长度，分离半腱肌和股薄肌肌腱远端的止点。另一个可能切断移植肌腱的因素是胫骨骨道锐利的边缘，当移植肌腱穿过胫骨骨道时候，会产生切割作用。因此，在移植肌腱通过胫骨骨道时，骨道边缘应该用刨削刀打磨光滑。过分地移植肌腱张力可能会引起胫骨前内侧肌腱远端止点分离。因此，移植肌腱的张力应该逐渐增加，避免粗暴牵拉。为了避免肌腱远端止点分离，移植肌腱远端的两束可以缝合在一起，此时移植肌腱应该向下拉出通过胫骨骨道并采用界面螺钉或金属门型钉固定。在这个时候，能否实行外侧肌腱固定术取决于移植肌腱的剩余长度。此外，金属门型钉固定移植肌腱，尤其是股骨外侧皮质，可能会导致移植肌腱损伤，因为门型钉的边缘可以达到两倍高的应力，导致切割效应。为了避免这个缺点，门型钉应该牢固地固定在皮质骨，并且不能将移植肌腱压太深。另一方面，不牢固的固定会导致移植肌腱张力消失，导致重建手术失败。如果移植肌腱撕裂导致外侧肌腱固定术失败，ACL重建手术可以仅仅通过关节内进行，但会出现单束非解剖重建引起的一些限制作用。

为了获得良好的结果且避免危险的并发症，无论是关节内或关节外部分，正确移植肌腱位置是必需的。将胫骨骨道置于ACL胫骨止点的后内侧部分，同时使用过顶位置，保证移植肌腱的正确位置，足够向后避免撞击。然而，在慢性病例中，大的骨赘，尤其是股骨外髁内缘骨赘可能会阻碍髁间窝。因此，应该进行髁间窝成形，避免移植肌腱撞击。顶部后方的软组织都可能阻碍"过顶"位置，因此必须仔细地清除。关节外肌腱固定术的位置不正确，可能会引起活动过程中移植肌腱过紧，引起疼痛和关节僵硬。这可以通过等长位置固定移植肌腱来避免。在股骨外侧面制备小的沟槽可以使移植肌腱前移，当重复活动时候，全范围内活动，检查移植肌腱的张力，可以找到远端固定最佳位置。

特别提出这种技术的危险和有害的并发症是，当获取过顶位置时候，可能损伤腘动脉。尽管这种情况很少发生，但应该被当成是血管急症，这种治疗不在本章节中描述。但是如果所有的步骤都小心地进行，这种风险是很小的。

四、结　果

Marcacci 报道他们采用腘绳肌腱非解剖过顶 ACL 重建联合外侧肌腱固定术的长期随访结果。由于他们在 54 例连续性病例随访 11 年，采用 IKDC 评分，90% 病例获得优良结果，因此作者推荐了这种技术用于初次 ACL 重建。Bignozzi 等采用计算机导航评估后一种手术方法，发现单束 ACL 重建联合关节外手术，在屈曲 90°Lachman 试验可以成功的控制胫骨前移，减少前后松弛。Buda 等采用了同样的异体肌腱非解剖过顶技术，进行 ACL 多次翻修重建，报道了 83% 优良率，92% 患者可以恢复到"正常"或"接近正常"的轴移试验 PST。同样地，Trojani 等也报道了 ACL 翻修联合外侧成形术，尽管使用不同的移植肌腱，但是相比单纯的关节内重建手术，在稳定性和失败率方面都有较好的效果。大部分作者支持关节外成形术的关键是股骨固定点。这个点位于外侧副韧带 LCL 股骨止点的稍近后方。一些作者采用导航系统帮助医生研究移植肌腱的正确位置和运动学，同时和正常对侧的 ACL 相对比。Colombet 采用导航发明了一种手术技术，目的帮助辨认股骨止点。一个合理的加强关节外成形术是它可以提供关节内重建术额外的保护作用，特别是在早期康复阶段。尽管关节外成形术体外研究显示可以减少超过 43% 以上初次关节内重建的应力，但关节外附加成形术的临床价值仍需进一步证实。对比这两种手术，很少有研究报道不同的结果。早期的研究显示关节内重建和附加的关节外成形术没有明显的差异性，附加手术没有显示更优越的效果。另一方面，一些作者报道附加的关节外成形术获得更好地效果，如较好的控制 PST，减少胫骨内旋，较好地限制胫骨外侧移位。Monaco 和 Ferretti 等报道了相比仅行单束或双束 ACL 重建手术，附加的关节外成形术，在膝屈曲 30°状态下，可以更好地减少胫骨内旋。Zaffagnini 等对比了采用髌腱和四股腘绳肌腱单束 ACL 重建术结合关节外成形术，发现在临床表现和重返赛场时间方面，关节外成形术组获得更好的结果。更近的研究，对比了双束 ACL 重建和单束 ACL 重建联合关节外成形术，结果显示后者在控制静态膝关节松弛，早期屈曲减少内外侧不稳，屈曲 90°减少旋转不稳方面更优。

在我们单位，这种技术具有很高的可重复性，满意率高，消除了与股骨骨道位置有关的手术失误，仅仅采用 3 枚钛门型钉固定移植肌腱，可以减少手术费用。总之，我们发现腘绳肌腱单束 ACL 重建联合关节外加强术，随访超过 10 年可以获得好的稳定性。

（傅仰木　周　巍　王　琪　廖伟雄　译

李众利　校）

主要参考文献

[1] Bull AMJ，Amis AA（1998）The pivot-shift phenomenon：a clinical and biomechanical perspective.Knee 5（5）：141-158

[2] Norwood LA Jr，Andrews JR，Meisterling RC et al（1979）Acute

anterolateral rotatory instability of the knee.J Bone Joint Surg Am 61 （5）：704-709

[3] Campos JC，Chung CB，Lektrakul N et al（2001）Pathogenesis of the Segond fracture：anatomic and MR imaging evidence of an iliotibial tract or anterior oblique band avulsion.Radiology 219（2）：381-386

[4] Tashiro Y，Okazaki K，Miura H et al（2009）Quantitative assessment of rotatory instability after anterior cruciate ligament reconstruction. Am J Sports Med 37（5）：909-916

[5] Delzell PB，Schils JP，Recht MP（1996）Subtle fractures about the knee：innocuous-appearing yet indicative of signifi cant internal derangement.AJR Am J Roentgenol 167（3）：699-703

[6] Dodds AL，Guptecm，Neyret P et al（2011）Extra-articular techniques in anterior cruciate ligament reconstruction：a literature review.J Bone Joint Surg Br 93（11）：1440-1448

[7] Tashman S，Collon D，Anderson K（2004）Abnormal rotational knee motion during running after anterior cruciate ligament reconstruction. Am J Sports Med 32（4）：975-983

[8] Marcacci M，Zaffagnini S，Marcheggiani Muccioli GM et al（2011）Arthroscopic intra- and extra-articular anterior cruciate ligament reconstruction with gracilis and semitendinosus tendons：a review. Curr Rev Musculoskelet Med 4（2）：73-77

[9] Zaffagnini S，Signorelli C，Lopomo N et al（2012）Anatomic double-bundle and over-the-top single-bundle with additional extra-articular tenodesis：an in vivo quantitative assessment of knee laxity in two different ACL reconstructions.Knee Surg Sports Traumatol Arthrosc 20（1）：153-159

[10] Dejour D，Vasconcelos W，Bonin N（2013）Comparative study between mono-bundle bonepatellar tendon-bone，double-bundle hamstring and mono-bundle bone-patellar tendon-bone combined with a modifi ed Lemaire extra-articular procedure in anterior cruciate ligament reconstruction.Int Orthop 37：193-199

[11] Marcacci M, Zaffagnini S, Giordano G et al (2009) Anterior cruciate ligament reconstruction associated with extra-articular tenodesis: A prospective clinical and radiographic evaluation with 10- to 13-year follow-up.Am J Sports Med 37 (4): 707-714

[12] Bignozzi S, Zaffagnini S, Lopomo N et al (2009) Does a lateral plasty control coupled translation during antero-posterior stress in single-bundle ACL reconstruction? An in vivo study.Knee Surg Sports Traumatol Arthrosc 17 (1): 65-70

[13] Buda R, Ruffilli A, Di Caprio F (2013) Allograft salvage procedure in multiple-revision anterior cruciate ligament reconstruction.Am J Sports Med 41 (2): 402-410

[14] Trojani C, Beaufils P, Burdin G (2012) Revision ACL reconstruction: influence of a lateral tenodesis.Knee Surg Sports Traumatol Arthrosc 20 (8): 1565-1570

[15] Krackow KA, Brooks RL (1983) Optimization of knee ligament position for lateral extraarticular reconstruction.Am J Sports Med 11 (5): 293-302

[16] Zaffagnini S, Klos TV, Bignozzi S (2010) Computer-assisted anterior cruciate ligament reconstruction: an evidence-based approach of the first 15 years.Arthroscopy 26 (4): 546-554

[17] Colombet PD (2011) Navigated intra-articular ACL reconstruction with additional extraarticular tenodesis using the same hamstring graft. Knee Surg Sports Traumatol Arthrosc 19 (3): 384-389

[18] Engebretsen L, Lew WD, Lewis JL et al (1990) The effect of an iliotibial tenodesis on intraarticular graft forces and knee joint motion. Am J Sports Med 18 (2): 169-176

[19] Roth JH, Kennedy JC, Lockstadt H et al (1987) Intra-articular reconstruction of the anterior cruciate ligament with and without extra-articular supplementation by transfer of the biceps femoris tendon.J Bone Joint Surg Am 69 (2): 275-278

[20] Strum GM, Fox JM, Ferkel RD et al (1989) Intraarticular versus intraarticular and extraarticular reconstruction for chronic anterior

cruiate ligament instability.Clin Orthop Relat Res 245：188-198

[21] Acquitter Y，Hulet C，Locker B et al（2003）Patellar tendon-bone autograft reconstruction of the anterior cruciate ligament for advanced-stage chronic anterior laxity：is an extra-articular plasty necessary? A prospective randomized study of 100 patients with five year follow-up.Rev Chir Orthop Reparatrice Appar Mot 89（5）：413-422

[22] Giraud B，Besse JL，Cladiere F et al（2006）Intra-articular reconstruction of the anterior cruciate ligament with and without extra-articular supplementation by quadricipital tendon plasty：seven-year follow-up.Rev Chir Orthop Reparatrice Appar Mot 92（8）：788-797

[23] Lerat JL，Chotel F，Besse JL et al（1998）The results after 10-16 years of the treatment of chronic anterior laxity of the knee using reconstruction of the anterior cruciate ligament with a patellar tendon graft combined with an external extra-articular reconstruction.Rev Chir Orthop Reparatrice Appar Mot 84（8）：712-727

[24] Zaffagnini S，Marcacci M，Lo Presti M et al（2006）Prospective and randomized evaluation of ACL reconstruction with three techniques：a clinical and radiographic evaluation at 5 years follow-up.Knee Surg Sports Traumatol Arthrosc 14（11）：1060-1069

[25] Monaco E，Labianca L，Conteduca F et al（2007）Double bundle or single bundle plus extraarticular tenodesis in ACL reconstruction? A CAOS study.Knee Surg Sports Traumatol Arthrosc 15（10）：1168-1174

第 13 章

PCL 合并周围不稳

Rodrigo Maestu, Pablo Rainaudi,
and Francisco Ciliberto

一、前　言

后交叉韧带（PCL）是一种关节内、滑膜外韧带，长度为 $32 \sim 38mm$，在横断面表面积达 $11mm^2$。其止点在股骨内髁和胫骨后方。胫骨和股骨端的 PCL 足印，可能是其横断面面积的 3 倍。

尽管 PCL 作为一束纤维在膝关节屈曲不同角度，紧张度不一样，为了更好地理解 PCL 的功能，可以将它分为比较大的前外侧束（AL）和后内侧束（PM）。

因为解剖学和生物力学研究显示 AL 束在屈曲 90° 最紧张，PM 在伸直位变紧张。尽管后者被大部分文献所接受，但是在体内生物力学研究显示这两束均在膝关节屈曲位紧张度增加。

PCL 也有其他的协助结构，如板股韧带。这是起于外侧半月板后角的 2 条不稳定韧带，指向股骨内髁外侧壁。其中在 PCL 前方的是 Humphrey 韧带，在后方的为 Wrisberg 韧带。这些是膝关节后方稳定的次级结构。

PCL 是胫骨向后移位的主要稳定装置。在膝关节屈曲 90°，这个作用更为明显。此外，它也是外旋的安全稳定装置。

PCL股骨止点呈椭圆形，长32mm，止于距股骨内髁关节软骨缘约3mm处。远端止点位于胫骨后方，胫骨后缘远端1～1.5cm。

PCL主要损伤机制是胫骨近端前后方向撞击或过伸损伤引起。

PCL损伤通常可以忍耐。患者很少有不稳的病史，但是通常以疼痛更多见。主要出现在膝内旋或髌股关节，早期是否行PCL手术治疗存在争议。

患者一系列生物力学研究显示PCL失效膝关节运动学异常，导致关节压力过高，主要是在髌股关节和胫股内侧间室，进而关节退变。

尽管PCL治疗的目的存在争议，但是PCL重建旨在恢复膝关节正常生物力学，避免出现上述改变。

二、PCL及复合损伤的诊断

（一）体格检查

体格检查很重要，但在急性病例中，很难检查，尤其是合并其他损伤者，更难进行。

你应该排除神经血管损伤，如果不确定，应安排血管检查（血管造影），并且请相关专家会诊。同样也应该检查软组织创伤。

必须检查膝关节后方稳定。最具有代表性的检查是后抽屉试验。

根据胫骨后移程度可以将PCL损伤分为3级：①移位＜5mm；②移位6～10mm；③移位＞10mm。

也可以根据股骨和胫骨的关系来进行分级：（A）胫骨前缘向后移位，但仍然在股骨内髁前方。（B）胫骨前缘向后移位，到达了股骨内髁水平。(C)胫骨前缘向后移位,到股骨内髁后方。

其他评估关节后方不稳的检查方法有 Godfrey 试验和股四头肌激活试验。

PCL 损伤大多数只是多发韧带损伤中的一部分,这点应该考虑到。因此体格检查应该也针对其他相关损伤。

如果膝关节存在后方不稳,应该常规检查 ACL、MCL、LCL 和两角(后内侧角和后外侧角)。

通常,PCL3 级或 C 形损伤合并有后外侧角损伤。

(二)补充性研究

首先,我们行 X 线检查。通常包括常规体位:负重前后位,90°侧位,髌骨轴位片。通常是双侧同时检查。

我们要排除骨折或撕脱,此外在侧位,可以看到胫骨相对于股骨向后移位。在慢性病例中,可以观察内侧和髌骨间室的情况;通常在这些病例中,有软骨损伤。

其他的检查就是 MRI,评估韧带和整个膝关节:软骨、半月板、关节囊、骨骼等。

三、治　　疗

(一)后方和内侧或后内侧不稳

MCL 有 2 个独立结构:浅层 MCL(SMCL)和深层 MCL(DMCL)。

后斜韧带(POL)是位于 MCL 后方的结构。它从半膜肌肌腱至膝关节后内侧。

1.急性病例　对于 PCL 和 MCL 通常可以采取非手术治疗,除非有骨折或撕脱。PCL 和 MCL 愈合能力强,在许多病例中,患者非手术治疗可以获得足够的后方和内侧稳定。

第13章 PCL合并周围不稳

我们在伸直位（小腿向前方垫起）支具固定，拐杖保护4～6周，然后进行体格检查和MRI，评估PCL和MCL情况。

除了上面的方法，另外就是手术重建PCL或MCL或二者均重建。手术治疗与慢性病例治疗同样。

我们首先进行PCL重建，然后进行MCL重建。

2.慢性病例　患者伤后4～6周复诊。

（1）移植肌腱：依据患者的个体情况决定。35岁以下的患者，我们更倾向于使用自体腘绳肌腱进行PCL重建，异体肌腱（胫前肌腱）进行MCL重建。超过35岁的患者，我们使用异体肌腱重建（2根胫前肌腱）。

（2）手术技术：患者在手术台上的体位是基本要求。首先，膝关节置于屈曲90°，尽可能完全屈曲。其次，应该有个外侧支撑，可以使得膝外翻打开内侧间室。最后，对侧髋关节必须屈曲外展，下肢离开手术台，以更容易行后内侧入口操作（图13-1）。

在这些病例中，我们使用气囊止血带。如果手术超过100min，必须放掉止血带20min再使用。关于关节镜入口，我们通常使用以下3个：前外侧，前内侧和后内侧入口。

第一步是进行PCL关节镜下重建，然后进行内侧重建。

在检查和治疗内侧，外侧和髌骨间室的半月板和软骨损伤后，我们由内向外钻取PCL股骨解剖骨道。

如果患者有完整束或PCL残端，我们通常会保留，进行加强手术。

我们使用股骨定位器（通过前外侧入口）制备韧带的解剖骨道，然后通过这个入口检查导针的位置，确定骨道位置正确。我们尝试着重建AL束（图13-2a）。

关于股骨骨道的直径，对于PCL重建，我们使用长25mm，宽和移植肌腱的直径一样，通常为8～9mm的骨道。

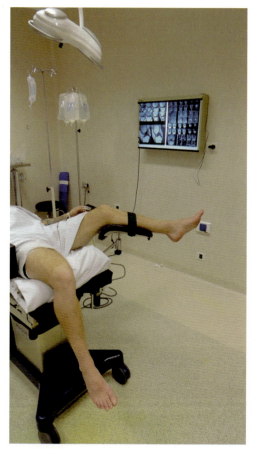

图 13-1　患者 PCL 手术的体位。左腿用一支架支撑，给后内侧入口留出操作空间

然后使用刨削刀或骨锉，我们在内侧口制备出血的骨床，这个地方就是移植肌腱的置入位置（图 13-2b）。

当我们制备好 PCL 股骨骨道后，我们在后内侧入口插入 8mm 套管。然后，我们开始使用刨削刀或射频清理胫骨后方。我们尽量暴露胫骨下后方 20mm，这样能更容易地确定

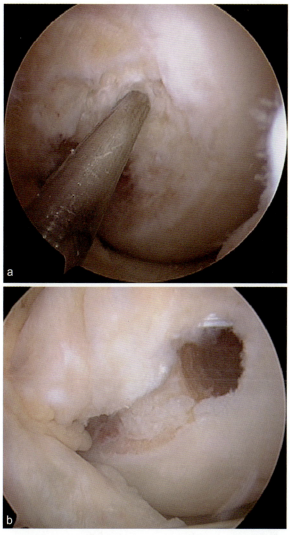

图 13-2 a. 导针在 PM 束股骨端止点；b. 加强手术，股骨内髁外侧壁出血骨床，用于容纳 PCL 移植肌腱（右膝）

PCL 导向器的位置。准确可靠的 PCL 导向器非常有用。弧形刮匙用来保护导针出口位置，避免损伤膝关节后方结构。使用弧形骨锉在 PCL 胫骨端处制备出血骨床，这点非常有用。我们使用一个带标记的导向器确定胫骨后方的深度，而且导向器尖端宽，可以防止导针损伤后方的神经血管结构。为了更安全，我们也使用了专门的导向器设备，来防止导针损伤后方结构。

我们将 PCL 移植肌腱从胫骨骨道拉向股骨骨道。诸如有伸展的可塑性材料，在两端孔非常有用（图 13-3），我们使用关节镜通过后内侧入口，肌腱从镜鞘上绕过，像滑轮一样，使得移植肌腱容易通过。在 PCL 移植肌腱近端，我们编织缝合 2cm，有利于界面螺钉更好地固定。我们在屈曲 90°，采用直径 7mm、长 25mm 生物可吸收界面螺钉固定移植肌腱的近端。最后，我们使用生物界面螺钉固定 PCL 移植肌腱远端，界面

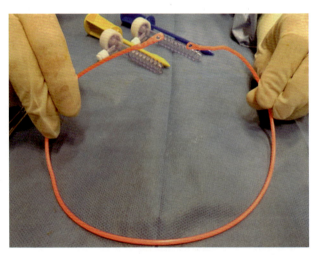

图 13-3　Homemade 塑料器械用于拉进 PCL 移植肌腱

螺钉比移植肌腱的直径大 1 或 2 号，长度 30mm。膝关节必须屈曲 90°小腿向前拉（因为我们是进行 AL 束重建）。

存在内侧或后内侧不稳，重建 SMCL 和 POL。如果没有后内不稳，仅重建 SMCL。关于后内侧不稳，我们仅仅在股骨钻取一个骨道，位于股骨内髁后方 0.5mm 近端 0.5mm，作为 SMCL 和 POL 近端的止点。骨道直径取决于移植肌腱（通常双束胫前肌腱直径为 8mm 或 9mm），但是长度应为 30mm。近端皮肤切口长度将近 20mm。

在胫骨端，在胫骨前方钻取 SMCL 骨道，位于关节线远端 60mm，直径取决于移植肌腱（单股异体胫前肌腱），贯穿整个胫骨。对于 POL，我们置入一枚 5mm 生物可吸收锚钉，2 根缝线，在膝关节远端 15mm，尽量离开胫骨前面靠后。远端皮肤切口取决于患者，但是如果我们同时采用腘绳肌腱重建 PCL，手术中使用斜切口长度为 30～50mm。

我们将移植肌腱从半膜肌骨膜下止点穿过。

在股骨端，我们使用生物界面螺钉固定移植肌腱，直径和骨道一样，长度为 30mm。我们使用 25mm 长生物螺钉在屈曲 30°下固定移植肌腱，直径和骨道一样，如果有必要，可再加一枚门型钉。最后固定远端 POL，在伸直位采用 2 枚锚钉加强缝合固定（图 13-4）。

（3）术后：在伸直位采用支具固定，6～8 周挂拐部分负重。

（二）后方和外侧或后外侧不稳

后外侧角是一个复杂结构，维持膝关节的稳定性。

最重要的结构是外侧副韧带（LCL）或腓侧副韧带、腘肌腱、腘腓韧带（PFL）和后外侧关节囊。

评估后外侧不稳定特有的检查是膝关节伸直位和屈曲 30°

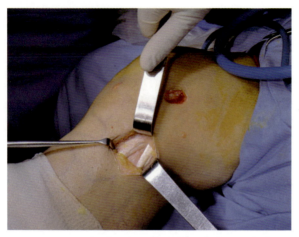

图 13-4　SMCL 和 POL 最终重建步骤。右膝

位下内翻应力试验。

其他检查方法有钟面试验，后外侧抽屉试验，反弓试验，和反向轴移试验。通常需要双侧对比检查。如果钟面试验在膝屈曲 30°和 90°下，外旋双侧差异超过 10°，它提示 PCL 和后外侧结构损伤。但是如果在屈曲 90°下，外旋双侧差异小于 10°，提示 PCL 是完整的。

1. 急性病例　在这些病例中，我们诊断后就确定有手术指征。我们采用开放手术治疗后外侧角损伤。我们尽可能修复所有损伤的韧带：LCL、腘肌腱、FPL 和关节囊。我们通常采用异体肌腱（胫前肌腱）进行 LCL 和 PFL 重建。我们在腓骨头从前往后和从下往上钻取重建骨道，直径与移植肌腱一样。要清楚腓总神经从腓骨尖端远 20mm 通过；我们通常把它显露出来并加以保护（图 13-5a）。我们将移植肌腱穿过腓骨，在股骨 LCL 近端和腘肌腱止点之间重建。我们采用 2 枚生物螺钉固定：在股骨端，直径和移植肌腱一样长度为 30mm，腓骨端为小螺钉，通常规格为 7mm×20mm。膝关节保持在屈曲 30°轻度外翻时，进行固定重建。

在进行上述手术时，我们同时进行了 PCL 重建。对于年轻患者（年龄在 40 岁以下），我们更倾向使用自体腘绳肌腱；对于年龄较大的患者（超过 40 岁），倾向于使用异体胫前肌腱。

2. 慢性病例　我们更倾向在一次手术中进行 PCL 和 LCL 重建，或 LCL 和后外侧角重建。

（1）移植肌腱：之前我们描述对 PCL 移植物的选择。关于 LCL 和后外侧角，我们更倾向于用异体肌腱重建（胫前肌腱）。

（2）手术技术：我们之前已经解释了 PCL 手术技术。

我们同一个手术里，先进行 PCL 重建，再进行 LCL 重建，然后有必要的话，后外侧角重建。

为了进行 LCL 重建，我们采用 2 个小切口：一个跨过腓骨头（长度 50mm），另一个在股骨上（长度 15mm）。我们在前面已经介绍过这种手术技术了。

如果患者存在后外侧和旋转不稳，我们重建腘肌腱、LCL 和腘腓韧带（后两者前文已经介绍），我们做弧形小切口显露腓总神经，但是尽量不去碰触它（图 13-5b）。

腘肌腱重建时通过胫骨骨道，如果我们采取腘绳肌腱重建的话，从膝关节线远端 20～30mm，内侧胫骨开始；如果我们采用异体肌腱，则从胫骨外侧开始。骨道止于胫骨后外侧角；在钻取骨道过程中，采用刮匙保护导针出口很重要。股骨骨道从 LCL 止点前（前方 10mm）出来，两者都为解剖止点。记得在 LCL 下方进行腘肌腱重建。

我们使用 2 枚生物螺钉固定重建：在股骨端，螺钉直径同移植肌腱移植，长度为 30mm；在胫骨端，直径比移植肌腱大 1mm 或 2mm，长度 30mm；如果有必要，我们再行门型钉固定。一般在膝关节屈曲 30°时固定。

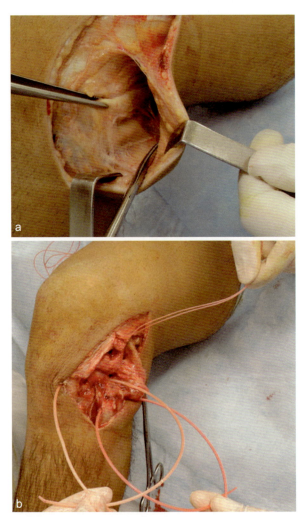

图 13-5 a.股二头肌腱和在它后方的腓总神经；b.后外侧重建显示股骨骨道，腘肌腱骨道，和腓骨骨道均准备好了，进行穿入移植肌腱

如果患者是内翻畸形，在慢性病例中，评估是否需要外翻截骨很重要。

（3）术后治疗：伸直位支具固定，挂拐 6～8 周部分负重。

（三）后方，内侧或后内侧，外侧或后外侧不稳

最后的组合可能是 PCL、MCL（伴有或不伴有后内侧角）和 LCL（伴有或不伴有后外侧角）损伤。我们之前已经介绍过这些手术方法了。

首先，我们检查和治疗神经血管、软组织损伤。我们主张挂拐和固定至少 2 周，然后评估所有的结构。

手术：我们进行内侧角和外侧角修复联合异体肌腱重建（我们更倾向于使用胫前肌腱），如果患者后方不稳，我们采用异体肌腱（胫前肌腱）进行关节镜下 PCL 重建。我们更倾向于从外侧开始。

四、结　　论

我们认为 PCL 和 MCL 有愈合能力；基于这个原因，我们治疗的第一步，在排除神经血管和软组织损伤的基础上，在急性病例中，非手术治疗至少 4 周，然后再评估患者的情况。早期修复和重建的手术指征包括不可复位的脱位、下肢血管损伤、开放损伤和骨折或撕脱。

在慢性病例或关节囊是完整的病例中，我们首先进行关节镜检查，注意时间，避免液体渗透入间隙中，导致筋膜间隙综合征。

关于 PCL 经验和技巧，我们建议如下：使用软组织移植物，先由内向外建立股骨骨道，后建立胫骨骨道；尽可能保留残端；从后内侧入口可以获得良好的视野；在移植肌腱处制备骨床有利于生物愈合，正确使用 PCL 导向器；使用正确的器械将移

植肌腱穿过胫骨骨道；保守的康复训练。

关于多发韧带损伤，除了修复往往需要重建手术：后外侧角和 LCL，FPL 重建（采用异体胫前肌腱），在后内侧角损伤进行 SMCL 重建（使用异体胫前肌腱）。

最后，最重要的是要了解膝关节解剖。

（傅仰木　周　巍　译　李众利　校）

主要参考文献

[1] Voos JE，Mauro CS，Wente T，Warren RF，Wickiewicz TL（2012）Posterior cruciate ligament anatomy, biomechanics, and outcomes. Am J Sports Med 40（1）：222-231

[2] Insall JN，Scott NW（2007）Anatomía.In：Rodilla，3rd edn. Marbán，Madrid，pp 13-74

[3] Papannagari R，DeFrate LE，Nha KW，Moses JM，Moussa M，Gill TJ，Li G（2007）Function of posterior cruciate ligament bundles during in vivo knee flexion.Am J Sports Med 35（9）：1507-1512

[4] Amis AA，Guptecm，Bull AMJ，Edwards A（2006）Anatomy of the posterior cruciate ligament and the meniscofemoral ligaments.Knee Surg Sports Traumatol Arthrosc 14（3）：257-263

[5] Insall JN，Scott NW（2007）Lesiones del ligamento cruzado posterior.In：Rodilla，3rd edn.Marbán，Madrid，pp 879-891

[6] Gill TJ，DeFrate LE，Wang C，Carey CT，Zayontz S，Zarins B，Li G（2004）The effect of posterior cruciate ligament reconstruction on patellofemoral contact pressures in the knee joint under simulated muscle loads.Am J Sports Med 32（1）：109-115

[7] Li G，Papannagari R，Li M，Bingham J，Nha KW，Allred D，Gill T（2008）Effect of posterior cruciate ligament deficiency on in vivo translation and rotation of the knee during weightbearing flexion.Am J Sports Med 36（3）：474-479

[8] Wind WM，Bergfeld JA，Parker RD（2004）Evaluation and treatment of posterior cruciate ligament injuries revisited.Am J Sports

Med 32(7): 1765-1775
[9] LaPrade RF, Engebretsen AH, Ly TV, Johansen S, Wentorf FA, Engebretsen L (2007) The anatomy of the medial part of the knee.J Bone Joint Surg 89(9): 2000-2010
[10] Sims WF, Jacobson KE (2004) The posteromedial corner of the knee medial-sided injury patterns revisited.Am J Sports Med 32(2): 337-345
[11] Shelbourne KD, Carr DR (2003) Combined anterior and posterior cruciate and medial collateral ligament injury: nonsurgical and delayed surgical treatment.Instr Course Lect 52: 413
[12] Wijdicks CA, Griffi th CJ, Johansen S, Engebretsen L, LaPrade RF (2010) Injuries to the medial collateral ligament and associated medial structures of the knee.J Bone Joint Surg 92(5): 1266-1280
[13] LaPrade RF, Ly TV, Wentorf FA, Engebretsen L (2003) The posterolateral attachments of the knee a qualitative and quantitative morphologic analysis of the fi bular collateral ligament, popliteus tendon, popliteofi bular ligament, and lateral gastrocnemius tendon. Am J Sports Med 31(6): 854-860
[14] Ranalletta A, Ranalletta M, Rossi W, Vieta R, Paoletta R, Garcia Hamilton P (2011) Angulo posteroexterno de la rodilla: anatomía aplicada a la técnica quirurgica; Posterolateral corner of the knee: surgical anatomy.Arthrosc(B Aires) 18(3): 104-107

第 14 章

急性膝关节脱位的治疗

Alexander E.Weber and Jon K.Sekiya

一、前　　言

急性膝关节脱位是个不常见的损伤，然而，后遗症却可能会很严重，对下肢造成严重损害。此外，急性膝关节脱位的发病率在不断上升。这种不断升高的发病率可能是接触性田径运动、不断增高的非传统运动和娱乐活动，如骑摩托车、雪地摩托车、越野车的结果。尽管膝关节脱位的发病率上升，但是对于这些损伤的治疗缺乏一致性的高水平证据研究。然而，从有效的前瞻性研究和系统分析结合我们高级专家的意见，我们得出了急性膝关节脱位治疗指南。

二、定　　义

膝关节脱位的定义大多数是胫股关节完全脱位。急性脱位发生后，膝关节可能会随即复位或保持脱位状态。脱位的发生通常伴随着不同程度的膝关节多发韧带损伤。膝关节多发韧带损伤的定义是膝关节 2 个或更多主要韧带或韧带复合体损伤：前交叉韧带（ACL）、后交叉韧带（PCL）、内侧副韧带（MCL）、后内侧角（后斜韧带、半膜肌扩张部、胫斜韧带、PMC）、外侧副韧带，或后外侧角（LCL、腘肌腱、腘腓韧带、PLC）。

第14章　急性膝关节脱位的治疗

大部分情况，急性膝关节脱位导致2个交叉韧带撕裂（ACL和PCL），可能还有其他韧带损伤。很少但是文献有报道的情况是急性膝关节脱位的发生伴随着韧带损伤而PCL正常，就是所谓的PCL完整的膝关节脱位。

三、流行病学和损伤机制

膝关节脱位是一种相对少见的损伤，占所有骨科损伤的0.02%～0.2%。然而，一些作者认为大部分脱位在入院前已经自行复位了，所以膝关节脱位的发病率应该比报道得更高。

统计学显示患者往往是年轻男性，男女比例为4∶1。这些损伤通常（50%）是高速损伤机制，如摩托车事故、机动车碰撞，或者其他车辆损伤。脱位的一个最经典机制是高能量向胫骨后方的直接暴力机制，在碰撞中膝关节撞向仪表盘或者方向盘。高能量膝关节脱位在14%～44%患者中表现为多发创伤。尽管双侧膝关节脱位发病率相当低，仅为5%，文献报道开放损伤合并膝关节脱位发病率则在5%～17%。

另外1/3的膝关节脱位是继发于低能量运动损伤，其中1/10是由于坠落伤。Shelbourne报道了一系列低能量膝关节脱位，如足球、摔跤和跑步损伤。运动员膝关节脱位损伤机制特点是接触性或碰撞力量导致膝关节过伸，同时伴有过度内翻或外翻应力。队医应将膝关节脱位和经典的非接触损伤机制的单纯ACL损伤区分开，这点很重要。文献报道损伤的另外一个机制是病态肥胖患者的"自发"脱位。

四、分　　类

1963年，Kennedy最早提出了以脱位的方向来对膝关节脱位进行分类。按照脱位方向的5个分类是：前方、后方、内侧、外侧和旋转脱位。前脱位是按方向分类中最常见的，其次是后脱位。旋转脱位是最少见的。

这种分类的局限性是，它不能用于自发复位的患者。Schenck 考虑到损伤的类型和解剖结构，提出了改良的分类方法（表 14-1）。膝关节脱位解剖分类有助于指导治疗和为对比不同损伤类型的治疗结果和不同文献研究，提供了"共同标准"。

表 14-1 膝关节脱位解剖分类

	膝关节脱位解剖分类
KD-Ⅰ	单个韧带损伤（ACL 或 PCL）
KD-Ⅱ	双韧带损伤（ACL 和 PCL）
KD-Ⅲ	双韧带损伤＋MCL 或 LCL/PLC
KD-Ⅳ	ACL，PCL，MCL，LCL/PLC 损伤
KD-Ⅴ	所有韧带损伤合并骨折

ACL. 前交叉韧带；PCL. 后交叉韧带；MCL. 内侧副韧带；LCL. 外侧副韧带；PLC. 后外侧角（摘自 Schenck）

五、初次评估和治疗

如果在就诊时候，膝关节还保持脱位状态，诊断相对比较容易。然而，对于脱位后自行复位的情况，应高度警惕。如果下肢力线不正，膝关节畸形，软组织高度肿胀或疼痛严重的患者，门诊医师应该高度怀疑膝关节脱位（图 14-1a）。关节水肿，可能会误导诊断，高能量脱位可能导致关节囊损伤，可能会导致膝关节肿胀，渗透到周围软组织。

膝关节创伤的患者治疗应该像其他创伤患者一样，第一步应该是实行高级创伤生命支持（ATLS）。ATLS 治疗后，假如患者没有更多的压迫损伤，应该进行膝关节复位。膝关节高能量损伤，在复位前，应该进行便携带式膝关节拍片，确定是否有骨折。如果股骨远端或胫骨近端骨折，骨折相对稳定的话，

第 14 章　急性膝关节脱位的治疗

可以考虑复位。在低能量创伤，如膝关节脱位发生在赛场上，应即可进行复位，再行影像学检查。复位后应该拍片复查，确认胫股关节面的对位情况（图 14-1b）。如果存在开放损伤，

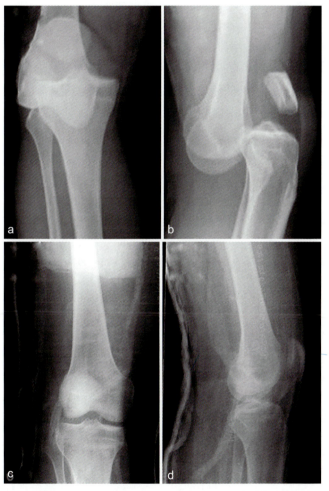

图 14-1　a. 前后位；b. 侧位 X 线片显示膝关节前脱位；c. 前后位；d. 侧位显示之前前脱位已经复位了

必须在手术室里进行冲洗和清创。

六、血管评估和处理

在膝关节确定复位后，应该全面检查血管。据报道，膝关节脱位合并腘动脉损伤的发生率为 4.8%～65%，血管损伤在后脱位的发病率最高。血管损伤不仅仅和高能量膝关节脱位有关。低能量和自发膝关节脱位也可能会引起血管闭塞或内膜撕裂。检查应该从观察颜色、皮温和损伤肢体的毛细血管再灌注开始。应该首先用手触摸检查远端足背动脉，胫后动脉和腓动脉血流，如果必要时再使用多普勒超声。医生们应该知道正常的体格检查和触摸远端脉搏，不能除外严重血管损伤，如腘动脉内膜撕裂。如果判断血管状态，应该采用多普勒超声和血压计袖带计算踝侧支指数（ABI）：伤侧踝收缩压和未损伤的上肢的比率。在膝关节脱位的系列研究，Mills 报道了 100% 敏感性和特异性，如果 ABI 在 0.90 以下，阳性预测动脉损伤要求外科干预的可能性很大。动脉搏动消失或 ABIs 减少是血管外科介入的指征。血管外科团队的迅速参与很重要，因为缺血超过 6～8h，截肢率更高。通常需要血管外科医生进一步的研究或干预，包括正规的 CT 造影（CTA）和血管造影（图 14-2）。异常的 CTA 必须要有血管内或开放血管的血管造影片。在我们研究所，血管造影无论干预与否，骨科医生都进行外固定，稳定膝关节，为下一步血管手术提供入路（有外固定架就不用夹板了），术后同时对损伤下肢进行检查。

七、神经评估和处理

急性膝关节脱位神经损伤发病率接近 20%。最常损伤的神经是腓总神经，而不是胫神经。腓总神经损伤发病率更好地解释是解剖上更接近于近端腓骨，相对于胫神经顺从性更差，以

第 14 章 急性膝关节脱位的治疗

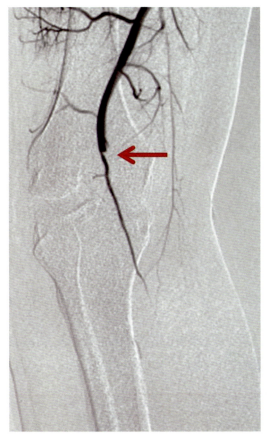

图 14-2 血管造影显示膝关节脱位后腘动脉远端血流受阻。箭头处显示明显阻塞

及膝关节脱位机制。侧位和后外侧脱位可以明显拉伤腓总神经。为了区分这些损伤,医生应该进行下肢所有神经分布皮肤触觉检查。记录踝关节背屈肌力、跖屈肌力,踝关节内翻和外翻肌力,踇趾背屈肌力分级。膝关节急性脱位神经损伤无需急诊治疗,神经恢复总体预后都比较低。慢性神经损伤如足下垂可以通过

踝关节矫形或胫后肌腱转移治疗。

八、韧带评估

怀疑膝关节脱位,应该对病人进行全面韧带评估。由于疼痛、血肿或相关损伤,最初的检查可能受限;然而,应尽量记录患者的关节松弛度或不稳,其结果同检查者的能力相关。检查者评估主要韧带稳定装置的完整性很重要,包括ACL、PCL、MCL、LCL和PLC。此处简明扼要地复习下基本韧带检查。

前抽屉试验和Lachman试验用来检查ACL的松弛度,后者被认为准确性更高。两种检查都将胫骨相对于股骨向前移位进行分级,并且判断有无止点感。ACL损伤的典型表现是,相对于对侧,胫骨前移增加且没有止点感。在急性膝关节脱位中,这些检查可能不能完成,因为由于疼痛,肿胀,骨折,很难或者说不可能将膝关节屈曲90°。此外,这两种检查利用胫骨相对于股骨正常解剖休息位的(起始点),用于检查前后移位的程度。典型表现是胫骨位于股骨前方。然而,如果PCL也损伤了,胫骨的"起始点"可能会向后移,因此很难辨别是ACL松弛还是PCL松弛。

第三种ACL检查方法是轴移试验。这是在麻醉下进行的检查,有经验的医生更倾向于用它来给ACL松弛分级。然而,在清醒状态下,由于髋关节和大腿位置不好控制,因此很难进行轴移试验。此外,轴移试验需要完整的髂胫束(ITB)才能获得准确的结果。在急性膝关节脱位中,ITB可能损伤或撕裂。最后,疼痛、肿胀和骨折可能是急性膝关节脱位中,不容易查体的另外一个原因。

通过后方坠落试验或后抽屉试验评估PCL。后方坠落试验,将髋膝关节屈曲90°,评估近端胫骨相对于远端股骨髁的位置。如果PCL损伤,与对侧相比较,近端胫骨对于远端股骨髁将

第 14 章 急性膝关节脱位的治疗

后坠（后移）。后抽屉试验，膝关节屈曲 90°，拇指置于关节线，向胫骨近端向后施加应力，对胫骨后移进行定量。Ⅲ级损伤（胫骨后移超过 10mm），提示 PCL 合并 PLC 损伤。

外翻应力（MCL）和内翻应力试验（LCL），用于检查侧副韧带。检查应该在膝关节屈曲 30°进行。然后在膝关节完全伸直位再检查。在屈曲 30°和完全伸直位都松弛，提示除了侧副韧带损伤还有其他结构损伤。在外侧，完全伸直位内翻应力试验松弛，提示除了 LCL 损伤，还合并交叉韧带损伤和 PLC 损伤。在内侧，完全伸直位外翻应力试验松弛，提示除了 MCL 损伤，还合并叉韧带和内侧关节囊损伤。

各种角度屈曲膝关节且外旋，用于检查 PMC。这些试验帮助判断前内侧旋转不稳定。最通常的试验是膝关节屈曲 30°时进行。对于足外旋，给予外翻应力。如果这个试验引出胫骨前内侧外旋相对于对侧增加了，可以诊断 PMC 损伤。此外，如果 PMC 合并 PCL 损伤，在后抽屉试验中，胫骨后移将会加大或者胫骨内旋时无变化。在膝关节 PCL 损伤而 PMC 完整的患者，后抽屉检查时，胫骨内旋时候胫骨后方移位减少。

可以通过钟面试验直接评估 PLC。这个试验可以检查的结构包括 LCL、腘肌腱和腘腓韧带。患者俯卧位，膝关节屈曲 30°，双足给予对称性外旋应力。测量大腿-足角度，然后在膝关节屈曲 90°时，重复一次。双侧的大腿-足角度不同且大于 10°提示该试验阳性。膝关节屈曲 30°大腿-足角度增加，但是屈曲 90°不增加，提示单纯 PLC 损伤；然而当屈曲 30°和屈曲 90°都增加时，提示 PCL 合并 PLC 损伤。仅在膝关节屈曲 90°，大腿-足角度增加则提示 PCL 损伤。检查者要清楚，膝关节屈曲 30°和 90°大腿-足角度外旋增加，可能意味着膝关节前内侧损伤，而不是 PLC 损伤。

九、影像诊断

　　膝关节两个平面（前后位和侧位）的 X 线片，用来确定脱位的方向特点（图 14-1a 和图 14-1b）。首次 X 线平片对于评估相关骨折很重要，如胫骨平台和股骨远端的骨损伤或微骨折如 Segond 骨折或 PCL 撕脱。正如前面所提及的，低速膝关节脱位（运动损伤），如果受训过的专业医务人员在场，应该行 X 线检查前尝试现场复位。然而，高速膝关节脱位（如摩托车事故），发生骨折的可能性大，因此应该先行 X 线检查，再尝试复位。无论是那种方案，复位后应该复查 X 线片，评估对位对线情况（图 14-1c 和图 14-1d）。如果怀疑 PCL 损伤，应行双侧膝关节屈曲 80°，在胫骨前方给予应力的 X 线片。应力位 X 线片应该在术前进行，而不是在膝关节急性脱位时就检查。

　　一旦膝关节固定，而且排除了血管损伤后，如果发现骨折，应该行 CT 检查，MRI 用来评估韧带损伤的程度（图 14-3）。MRI 可以鉴别软骨、半月板、关节囊损伤，帮助制备术前计划。急性膝关节脱位通常 75% 有骨挫伤，25% 膝关节脱位合并半月板损伤。此外，如果膝关节脱位合并骨折，MRI 检查的时间很关键。早期治疗阶段 MRI 检查，应在开放复位和骨折内固定之前，有助于评估韧带的完整性，而不会被术后金属内固定物所干扰。

十、早期治疗

　　膝关节脱位早期治疗受一些因素的影响，包括开放损伤的状态，神经血管情况，骨折情况，以及是否可以复位。如果脱位被复位了，没有骨折或开放损伤，而且没有血管神经损伤，早期治疗包括长腿石膏在膝关节屈曲 20°固定，抬高下肢，一

第 14 章 急性膝关节脱位的治疗

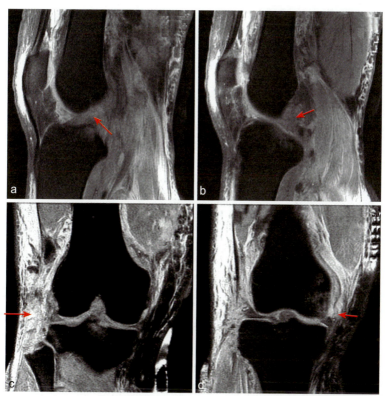

图 14-3 a. 矢状位磁共振成像（MRI）箭头显示前交叉韧带完全撕裂；b. 矢状位 MRI 箭头显示后交叉韧带完全撕裂；c. 冠状位 MRI 箭头显示外侧副韧带和后外侧角撕裂；d. 冠状位 MRI 箭头显示内侧副韧带撕裂

系列神经血管检查。膝关节屈曲 20°长腿石膏固定是经典做法；然而，我们的经验是膝关节屈曲石膏固定超过 3～5d，远期将会影响膝关节完全伸直功能。所有在早期治疗中，医生们应该知道这点。如果膝关节脱位合并明确的股骨髁或胫骨平台骨折，开放损伤，或血管损伤或膝关节不可复位，这些复杂情况就有手术指征。这些复杂因素使得手术医生在手术最后应该考虑采用外固定架而不是采用石膏固定。石膏固定后 X 线片显示仍有胫股关节半脱位的情况，也应采用外固定架固定。膝关节脱位行外固定架应该考虑两个重要因素：外固定架可以行 MRI 检查，固定针必须在膝关节腔外，而且远离后期重建骨道或固定物的位置。针的"安全区域"的位置大概是在近端、膝关节线下方 10cm。最后，如果术前或术中出现筋膜间室综合征的临床表现，手术医生应该降低进行筋膜切开手术的指征。

十一、治疗需要考虑的因素

膝关节脱位传统治疗主要是石膏支具固定。然而，随着纵向临床研究的出现，膝关节脱位患者采用非手术治疗可能发展成为持续性膝关节不稳，远期效果不好。最近的研究也发现了手术治疗有许多优点。相对于非手术治疗，多发韧带损伤手术治疗可以获得较高的 IKDC 评分，返回到工作岗位的比例高，重返运动的比例也较高。Dedmond 和 Almekinders 对急性膝关节脱位手术治疗和非手术治疗的差别进行了 meta 分析。他们分析了 74 例非手术治疗和 132 例手术治疗的膝关节脱位患者资料，发现手术组 Lysholm 评分明显高于非手术组。其他许多研究表明，急性膝关节脱位手术治疗、返回赛场的比例高于非手术治疗，且有较高的外科重建成功率。

十二、非手术治疗

尽管越来越多临床证据支持手术治疗，但是仍然有些病例需要选择非手术治疗。多发伤或损伤严重的患者伴有多器官损伤不适合手术，因为术后他们不能进行功能康复。开放损伤、软组织伤口覆盖不够的患者，不适合手术重建。对功能要求低且肥胖患者，非手术治疗能获得更好的效果。最后，对于想进

第 14 章　急性膝关节脱位的治疗

行非手术治疗的患者，应该向患者说明手术和非手术的利弊。如果他们选择非手术治疗，那就尊重他们的选择。

十三、手术治疗

急性膝关节脱位手术治疗的目的是提供关节稳定性，使患者重新达到术前理想的水平。一旦目标明确了，关于手术还有许多争论的因素，包括手术时机、手术入路、韧带修复 vs 韧带重建、重建技术。

（一）手术时机

手术时机大致可分为：早期（伤后 2~3 周）或延迟（伤后超过 3 周）。另一种分类方法是按手术步骤分类，内侧和外侧结构修复，或早期 PCL 重建或不重建，如果需要的话，进行延迟 ACL 重建手术。虽然不是被广泛接受，但是这种阶段性手术在临床实践中，仍然被大部分医生采用。目前，大部分膝关节外科医生提倡早期手术干预，这种方法也有文献支持。Harner 报道了 31 例膝关节脱位主观和客观结果，其中 19 例急性期重建手术。急性期手术的患者报道获得较高的主观评分，以及更好的稳定性。相反，也有作者延期韧带重建，报道了满意的结果。Mook 和他的研究团队对多发韧带损伤的早期治疗、晚期治疗或分阶段重建手术，进行了系统性综述。他们的分析提示了与早期和分阶段手术重建相比，在膝关节稳定相方面而言，延期重建具有术后关节僵硬发病率低的优点。最终，决定行急诊重建或延期重建手术，应该考虑到患者个体因素，以及手术医生各种手术技术水平。最后，无论是急性期或延期手术，医生应该明白，关节镜重建治疗关节囊损伤，可能会引起液体外渗，导致筋膜间室综合征。尽管这种情况更多发生在损伤后早期，所有的医生应该知道这一潜在的并发症，在进行任何关节镜手术之前，需要 1～2 周的愈合时间。

（二）手术技术

治疗急性膝关节脱位的手术技术有很多。成功的手术治疗首先要求手术医生准确全面地分辨所有损伤，包括韧带、骨骼、半月板、软骨，以及连接着的软组织。其次，无论哪种手术技术，都必须修复主要韧带的限制装置或者等长解剖重建。急性膝关节脱位手术治疗的各种细节讨论不在本章节范围内，但以下我们将简要描述下我们更倾向的韧带重建技术。

一旦患者进入手术室，第一步是在麻醉状态下（EUA）进行查体。完全麻醉状态下可以使得肌肉放松，医生能够全面评估韧带损伤的程度。重复之前所描述的韧带检查方法，包括Lachman、轴移试验和前后抽屉试验、内翻应力试验和外翻应力试验、内旋试验和外旋试验。如果在 MRI 和麻醉下查体都无法准确判断韧带损伤的程度，应该行关节镜诊断，然后取自体肌腱或开放手术治疗侧副韧带、PLC 或 PMC 结构。初次关节镜手术也有利于评估半月板，软骨面和关节囊情况（图 14-4a）。

（三）交叉韧带重建手术

关节镜重建 2 个交叉韧带：ACL 和 PCL，需要将移植肌腱依据解剖，置于原来韧带的足印处。多个关节镜手术技术和多种移植物都是可以的，我们更倾向于采用关节镜下经前内侧单束 ACL 重建和关节镜下双束、胫骨嵌入（Inlay）PCL 重建技术。关于移植肌腱类型，对于更多严重韧带损伤，包括 3 个或 4 个韧带和相关的软组织创伤，我们更倾向于减少因自体移植肌腱重建造成的供区并发症。此时，我们倾向采用异体胫前肌腱行ACL 重建，异体跟腱劈成两半行双束 PCL 重建。异体腘绳肌腱也可以用于 ACL 重建手术。使用异体肌腱潜在的缺点是传播疾病、费用高昂，以及延迟再韧带化，然而可以缩短手术时间，减少供区并发症，减少皮肤切口，减轻术后疼痛和僵直。如果决定使用自体肌腱，更倾向用于 ACL 重建。在单纯 ACL 重建手术中，研究显示年轻患者、活动量大的患者，采用自体肌腱比异体肌腱更好。这个理念也被推延到我们的多发韧带重建手术中。自体肌腱的选择有骨-髌腱-骨；而腘绳肌腱和股四头肌腱也可以选择使用。如果 ACL 和 PCL 都采用自体肌腱重建，我们更倾向采用同侧股四头肌腱双束重建 PCL。但由于之前所提及的缺点和潜在的并发症，我们很少采用自体肌腱进行两个交叉韧带重建。双交叉韧带重建需要准确的骨道位置，为了获得准确的骨道位置，应该按照一致的可重复性的顺序钻取骨道。首先钻取 PCL 胫骨骨道，因为这个骨道最有技术挑战性（图 14-4b）。然后，钻取 ACL 股骨骨道和 PCL 股骨骨道，最后钻取 ACL 胫骨骨道（图 14-4c）。然后，穿过移植肌腱，PCL 移植肌腱在膝关节屈曲 90°时拉紧。ACL 移植肌腱在膝关节完全伸直位拉紧（图 14-4d）。值得注意的是，应该先修复或重建完侧副韧带，最后进行移植肌腱拉紧。

（四）外侧副韧带和后外侧角重建

如果 MRI 结果（LCL 变薄）且麻醉下查体（30°内翻开口但是没有旋转不稳）提示单纯的 LCL 损伤，是 LCL 重建的手术指征。在髂胫束和股二头肌腱之间做一外侧切口，显露 LCL 的原始止点（图 14-5a）。我们更常用的技术是使用异体跟腱重建。异体肌腱的骨栓位于腓骨近端，软组织锁边缝合到股骨近端骨道内。应该在膝关节屈曲 30°并给予外翻应力时拉紧移植肌腱。然后将 LCL 残端叠瓦状缝合到重建组织。

后外侧角复合体损伤较 LCL 多见，同样通过膝关节外侧

膝关节韧带损伤——关节外手术

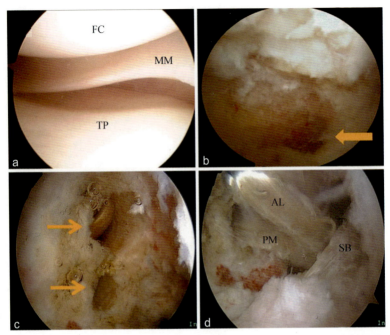

图 14-4 a. 关节镜评估关节软骨 [股骨髁（FC）和胫骨平台（TP）] 和半月板 [内侧半月板（mm）]；b. 关节镜图像箭头显示后交叉韧带胫骨骨道（PCL）；c. 关节镜图像箭头显示 PCL 股骨两个骨道；d. 两个交叉韧带重建的关节镜图像，软组织移植肌腱在位。双束 PCL 重建：前外侧（AL）和后内侧（PM）；单股（SB）前交叉韧带重建

入路进行加强缝合（图 14-5a）。PLC 损伤的一组病例，发生远端软组织或骨性撕脱，可能需要早期修复（＜2 周）。可以采用缝合锚钉修复或螺钉加垫片修复，重建 LCL 和股二头肌腱股骨远端止点（图 14-5b）。2 周窗口期外或者如果存在韧带体部内变薄，瘢痕和挛缩可能使得修复的可能性降低了，我们提倡手术重建。后外侧角的主要结构（外侧副韧带、腘腓韧带和腘肌腱）可以采用一根异体跟腱重建。在腘肌腱止点处用

界面螺钉固定骨栓。然后将跟腱在距离骨栓起始点 1～2cm 处，劈成两根长为 6～7mm 的两根肌腱。第一个分支穿过腓骨骨道（从后上方向前下方），采用界面螺钉固定，重建腘腓韧带。剩余的移植肌腱残端被用于重建 LCL，在 LCL 腓骨止点采用缝合锚钉固定移植肌腱，将移植肌腱拉向近端穿过 LCL 股骨端解剖止点的骨道。第二根移植肌腱用来重建腘肌腱，在腱腹交界处从后向前穿过胫骨骨道（图 14-5c 和图 14-5d）。移植肌腱在膝关节屈曲 30°胫骨内旋时被拉紧。

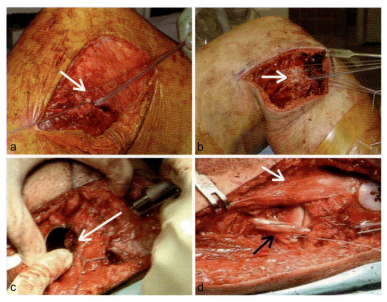

图 14-5　a.外侧入路劈开髂胫束和股二头肌腱和 LCL 显露（白色箭头），缝线标记；b.箭头显示 LCL 和后外侧角（PLC）袖套样撕脱和急性修复；c.角度钻骨道（白色箭头）从前向后胫骨骨道用于重建　肌腱-PLC 的元素之一；d.腓韧带（黑色箭头）、腘肌腱移植物和 LCL（白色箭头）重建 PLC

(五) 内侧副韧带和后内侧角修复和重建

内侧损伤手术治疗不如外侧损伤手术常见。膝关节多发韧带伤中 MCL 和 PMC 病理性松弛，大部分病例采用支具固定限制负重这种非手术治疗，并延期行交叉韧带重建手术。如果到了叉韧带重建的时间，仍然存在松弛，提示 MCL 或 MCL-PMC Ⅲ级损伤不愈合，需要 MCL-PMC 修复或重建手术。在股骨内髁后 1/3 中央做一标准的内侧纵形切口，显露原来的 MCL。近端和远端撕脱损伤采用锁边缝合，采用缝合锚钉或螺钉和垫片尽可能重建原来韧带的止点。膝关节屈曲 30° 以便 MCL 紧张。后斜韧带（POL）采用不可吸收缝合被重建在 MCL 后缘。在 MCL 体部撕裂的病例，MCL 的另一端采用锁边缝合并且尽可能解剖重建。内侧关节囊也可以被缝合到 MCL 进行修复。同样地，POL 也可以以 pants-over-vest 方式重叠缝合到 MCL。再次，将膝关节屈曲 30°，给予外翻应力，很少会出现残余松弛；然而，如果外翻松弛持续存在，可以采用异体软组织加强 MCL。异体软组织应该采用界面螺钉在骨道内或缝合锚钉固定到 MCL 起点和止点。

通常，内侧半月板需要修复，这可以采用全内技术，由内向外技术或综合技术完成。半月板止点位于 MCL 和后内侧关节囊深面，应该尽可能复位以恢复半月板分散环形应力的作用。应该修复 MCL 和 POL 之前，就修复并且复位半月板。

十四、康　　复

康复的总体目标是术后早期保护重建或修复的膝关节，然后逐渐增加活动度和膝关节力量。文献报道了一些康复计划都显示了优良结果。在术后早期（33 周），患者采用长腿石膏或膝关节铰链支具固定在伸直位。在这个时期，他们应该不负重。

第 14 章 急性膝关节脱位的治疗

如果有骨折固定、软骨成形或半月板修复，非负重时间应延长至 6 周。此外，应根据患者的依从性和肌肉功能，来延长非负重时间。在这个时期，等长股四头肌锻炼和肌肉电刺激可以用来加强股四头肌力量。在术后第三周和第六周可以开始早期的被动活动，目标是在第六周膝关节达到完全伸直，且能够被动屈曲 90°。实现早期被动活动这一目标，通常可以辅助使用持续被动活动（CPM）机每天 1 小时。

第二阶段康复开始身体重量的 25% 部分负重。这个阶段在术后第六周开始，但是应依据损伤的程度而定，患者能够控制术侧肢体的神经肌肉。一旦开始部分负重时，负重状态每周增加 25% 直至完全负重。负重训练有利于重建萎缩的肌肉，提供机械刺激，促进韧带重建的腱骨愈合。同样地，在术后 12 周，膝关节屈曲目标达到 120°。当佩戴铰链支具时，可以行全范围的活动，支具可以提供内翻/外翻稳定性。在这一阶段，可以加入静止单车训练，增加活动度和股四头肌力量。

在术后第 3～6 个月，进一步加强负重训练和股四头肌低抗阻训练。在股四头肌抗阻训练后，进行腘绳肌抗阻训练，这可以促进 PCL 重建愈合。主要焦点在闭链训练，开链训练这一阶段应该避免。在这个阶段本体感觉和平衡训练也应该开始。一旦股四头肌力量大于或等于对侧肢体的 70%，活动度应该逐渐增加，在术后第 6 个月和第 9 个月应该开始慢跑和非剪切活动。应该重点进行慢慢平稳的闭链耐力训练，这时候应该开始进行跳绳训练。在术后第 9 个月和第 12 个月应该开始增强式训练和剪切活动（专业运动活动）。如果在康复后期进行水疗和游泳训练，应该限制病人蛙泳，直到康复完全完成时。我们使用的等速力量训练相当于对侧肢体的 90%，单腿跳跃试验相当于对侧肢体的 90%，依此严格标准重返赛场。此外，患者必须无疼痛，肿胀和明显的松弛，而且在整个活动过程中都是放松状态。

十五、结　　论

急性膝关节脱位并不常见，但是严重损伤，并且具有潜在的神经血管损伤并发症。高度怀疑指标，适当的临床检查，和正确的诊断方法是辨别损伤类型的重要参考。血管损伤和开放损伤应该立刻处理。骨损伤应该开放复位和内固定，然后才进行韧带重建。决定是否行多韧带重建，考虑多种因素，包括患者因素和医生本身因素，何时以及如何进行膝关节多发韧带修复或重建。急性膝关节脱位治疗和康复的目标是恢复稳定性，恢复膝关节功能，以及尽可能恢复患者可以接受的活动水平。

（傅仰木　周　巍　王　琪　廖伟雄　译　李众利　校）

主要参考文献

[1] Brautigan B，Johnson DL（2000）The epidemiology of knee dislocations.Clin Sports Med 19（3）：387-397
[2] Levy BA，Marx RG（2009）Outcome after knee dislocation.Knee Surg Sports Traumatol Arthrosc 17（9）：1011-1012
[3] Seroyer ST，Musahl V，Harner CD（2008）Management of the acute knee dislocation：the Pittsburgh experience.Injury 39（7）：710-718
[4] Shelbourne KD，Pritchard J，Rettig AC，McCarroll JR，Vanmeter CD（1992）Knee dislocations with intact PCL.Orthop Rev 21（5）：607-608，610-601
[5] Wascher DC，Dvirnak PC，DeCoster TA（1997）Knee dislocation：initial assessment and implications for treatment.J Orthop Trauma 11（7）：525-529
[6] Bratt HD，Newman AP（1993）Complete dislocation of the knee without disruption of both cruciate ligaments.J Trauma 34（3）：383-389

[7] Cooper DE, Speer KP, Wickiewicz TL, Warren RF (1992) Complete knee dislocation without posterior cruciate ligament disruption.A report of four cases and review of the literature.Clin Orthop Relat Res 284: 228-233

[8] Hoover NW (1961) Injuries of the popliteal artery associated with fractures and dislocations.Surg Clin North Am 41: 1099-1112

[9] Jones RE, Smith EC, Bone GE (1979) Vascular and orthopedic complications of knee dislocation.Surg Gynecol Obstet 149 (4): 554-558

[10] Klimkiewicz JJ, Petrie RS, Harner CD (2000) Surgical treatment of combined injury to anterior cruciate ligament, posterior cruciate ligament, and medial structures.Clin Sports Med 19 (3): 479-492, vii

[11] Yeh WL, Tu YK, Su JY, Hsu RW (1999) Knee dislocation: treatment of high-velocity knee dislocation.J Trauma 46 (4): 693-701

[12] Kennedy JC (1963) Complete dislocation of the knee joint.J Bone Joint Surg Am 45: 889-904

[13] Levitsky KA, Berger A, Nicholas GG, Vernick CG, Wilber JH, Scagliotti CJ (1988) Bilateral open dislocation of the knee joint.A case report.J Bone Joint Surg Am 70 (9): 1407-1409

[14] Shelbourne KD, Porter DA, Clingman JA, McCarroll JR, Rettig AC (1991) Low-velocity knee dislocation.Orthop Rev 20 (11): 995-1004

[15] Pace A, Fergusson C (2004) Spontaneous non-traumatic dislocation of the knee.Acta Orthop Belg 70 (5): 498-501

[16] Shetty RR, Mostofi SB, Housden PL (2005) Knee dislocation of a morbidly obese patient: a case report.J Orthop Surg (Hong Kong) 13 (1): 76-78

[17] Green NE, Allen BL (1977) Vascular injuries associated with dislocation of the knee.J Bone Joint Surg Am 59 (2): 236-239

[18] Schenck RC Jr (1994) The dislocated knee.Instr Course Lect 43:

127-136

[19] Collicott PE (1992) Advanced Trauma Life Support (ATLS): past, present, future-16th Stone Lecture, American Trauma Society. J Trauma 33 (5): 749-753

[20] McCoy GF, Hannon DG, Barr RJ, Templeton J (1987) Vascular injury associated with lowvelocity dislocations of the knee.J Bone Joint Surg Br 69 (2): 285-287

[21] Meyers MH, Harvey JP Jr (1971) Traumatic dislocation of the knee joint.A study of eighteen cases.J Bone Joint Surg Am 53 (1): 16-29

[22] Peck JJ, Eastman AB, Bergan JJ, Sedwitzmm, Hoyt DB, McReynolds DG (1990) Popliteal vascular trauma.A community experience.Arch Surg 125 (10): 1339-1343; discussion 1343-1344

[23] Mills WJ, Barei DP, McNair P (2004) The value of the ankle-brachial index for diagnosing arterial injury after knee dislocation: a prospective study.J Trauma 56 (6): 1261-1265

[24] Marin EL, Bifulco SS, Fast A (1990) Obesity.A risk factor for knee dislocation.Am J Phys Med Rehabil 69 (3): 132-134

[25] Robertson A, Nutton RW, Keating JF (2006) Dislocation of the knee.J Bone Joint Surg Br 88 (6): 706-711

[26] Monahan TJ (2001) Management of acute and chronic nerve injuries in the multiple ligament injured knee.Sports Med Arthrosc Rev 9 (3): 227-238

[27] Jonsson T, Althoff B, Peterson L, Renstrom P (1982) Clinical diagnosis of ruptures of the anterior cruciate ligament: a comparative study of the Lachman test and the anterior drawer sign.Am J Sports Med 10 (2): 100-102

[28] Sekiya JK, Whiddon DR, Zehms CT, Miller MD (2008) A clinically relevant assessment of posterior cruciate ligament and posterolateral corner injuries.Evaluation of isolated and combined deficiency.J Bone Joint Surg Am 90 (8): 1621-1627

[29] Borden PS, Johnson DL (2001) Initial assessment of the acute and chronic multiple ligamentinjured knee.Sports Med Arthrosc Rev 9(3):

178-184

[30] Norwood LA Jr, Hughston JC (1980) Combined anterolateral-anteromedial rotatory instability of the knee.Clin Orthop Relat Res 147: 62-67

[31] Hughston JC, Barrett GR (1983) Acute anteromedial rotatory instability.Long-term results of surgical repair.J Bone Joint Surg Am 65 (2): 145-153

[32] Ritchie JR, Bergfeld JA, Kambic H, Manning T (1998) Isolated sectioning of the medial and posteromedial capsular ligaments in the posterior cruciate ligament-defi cient knee.Infl uence on posterior tibial translation.Am J Sports Med 26 (3): 389-394

[33] Tibor LM, Marchant MH Jr, Taylor DC, Hardaker WT Jr, Garrett WE Jr, Sekiya JK (2011) Management of medial-sided knee injuries, part 2: posteromedial corner.Am J Sports Med 39 (6): 1332-1340

[34] Lunden JB, Bzdusek PJ, Monson JK, Malcomson KW, Laprade RF (2010) Current concepts in the recognition and treatment of posterolateral corner injuries of the knee.J Orthop Sports Phys Ther 40 (8): 502-516

[35] Griffi th CJ, Wijdicks CA, LaPrade RF, Armitage BM, Johansen S, Engebretsen L (2009) Force measurements on the posterior oblique ligament and superfi cial medial collateral ligament proximal and distal divisions to applied loads.Am J Sports Med 37 (1): 140-148

[36] Garavaglia G, Lubbeke A, Dubois-Ferriere V, Suva D, Fritschy D, Menetrey J (2007) Accuracy of stress radiography techniques in grading isolated and combined posterior knee injuries: a cadaveric study.Am J Sports Med 35 (12): 2051-2056

[37] Bui KL, Ilaslan H, Parker RD, Sundaram M (2008) Knee dislocations: a magnetic resonance imaging study correlated with clinical and operative fi ndings.Skeletal Radiol 37 (7): 653-661

[38] Howells NR, Brunton LR, Robinson J, Portcus AJ, Eldrıdge JD, Murray JR (2011) Acute knee dislocation: an evidence based

approach to the management of the multiligament injured knee.Injury 42（11）：1198-1204

[39] Dedmond BT, Almekinders LC（2001）Operative versus nonoperative treatment of knee dislocations：a meta-analysis.Am J Knee Surg 14（1）：33-38

[40] Fanelli GC, Orcutt DR, Edson CJ（2005）The multiple-ligament injured knee: evaluation, treatment, and results.Arthroscopy 21（4）：471-486

[41] Harner CD, Waltrip RL, Bennett CH, Francis KA, Cole B, Irrgang JJ（2004）Surgical management of knee dislocations.J Bone Joint Surg Am 86-A（2）：262-273

[42] Sisto DJ, Warren RF（1985）Complete knee dislocation.A follow-up study of operative treatment.Clin Orthop Relat Res 198：94-101

[43] Almekinders LC, Dedmond BT（2000）Outcomes of the operatively treated knee dislocation.Clin Sports Med 19（3）：503-518

[44] Levy BA, Dajani KA, Whelan DB et al（2009）Decision making in the multiligament-injured knee：an evidence-based systematic review. Arthroscopy 25（4）：430-438

[45] Richter M, Bosch U, Wippermann B, Hofmann A, Krettek C（2002）Comparison of surgical repair or reconstruction of the cruciate ligaments versus nonsurgical treatment in patients with traumatic knee dislocations.Am J Sports Med 30（5）：718-727

[46] Wong CH, Tan JL, Chang HC, Khin LW, Low CO（2004）Knee dislocations-a retrospective study comparing operative versus closed immobilization treatment outcomes.Knee Surg Sports Traumatol Arthrosc 12（6）：540-544

[47] Ohkoshi Y, Nagasaki S, Shibata N, Yamamoto K, Hashimoto T, Yamane S（2002）Two-stage reconstruction with autografts for knee dislocations.Clin Orthop Relat Res 398：169-175

[48] Liow RY, McNicholas MJ, Keating JF, Nutton RW（2003）Ligament repair and reconstruction in traumatic dislocation of the knee.J Bone Joint Surg Br 85（6）：845-851

[49] Wascher DC, Schenck RC Jr (2001) Surgical treatment of acute and chronic anterior cruciate ligament/posterior cruciate ligament/lateral sided injuries of the knee.Sports Med Arthrosc Rev 9 (3): 199-207

[50] Mook WR, Miller MD, Diduch DR, Hertel J, Boachie-Adjei Y, Hart JM (2009) Multipleligament knee injuries: a systematic review of the timing of operative intervention and postoperative rehabilitation. J Bone Joint Surg Am 91 (12): 2946-2957

[51] Fanelli GC, Edson CJ (2004) Combined posterior cruciate ligament-posterolateral reconstructions with Achilles tendon allograft and biceps femoris tendon tenodesis: 2- to 10-year followup.Arthroscopy 20 (4): 339-345

[52] Fanelli GC, Giannotti BF, Edson CJ (1996) Arthroscopically assisted combined posterior cruciate ligament/posterior lateral complex reconstruction.Arthroscopy 12 (5): 521-530

[53] Karataglis D, Bisbinas I, Green MA, Learmonth DJ (2006) Functional outcome following reconstruction in chronic multiple ligament deficient knees.Knee Surg Sports Traumatol Arthrosc 14 (9): 843-847

[54] Shelbourne KD, Haro MS, Gray T (2007) Knee dislocation with lateral side injury: results of an en masse surgical repair technique of the lateral side.Am J Sports Med 35 (7): 1105-1116

[55] Bedi A, Altchek DW (2009) The "footprint" anterior cruciate ligament technique: an anatomic approach to anterior cruciate ligament reconstruction.Arthroscopy 25 (10): 1128-1138

[56] Kohen RB, Sekiya JK (2009) Single-bundle versus double-bundle posterior cruciate ligament reconstruction.Arthroscopy 25 (12): 1470-1477

[57] Prohaska DJ, Harner CD (2001) Surgical treatment of acute and chronic anterior and posterior cruciate ligament medial side injuries of the knee.Sports Med Arthrosc Rev 9 (3): 193-198

[58] Shapiro MS, Freedman EL (1995) Allograft reconstruction of the anterior and posterior cruciate ligaments after traumatic knee

dislocation.Am J Sports Med 23（5）：580-587
- [59] Borchers JR，Pedroza A，Kaeding C（2009）Activity level and graft type as risk factors for anterior cruciate ligament graft failure：a case-control study.Am J Sports Med 37（12）：2362-2367
- [60] Sherman SL，Chalmers PN，Yanke AB et al（2012）Graft tensioning during knee ligament reconstruction：principles and practice.J Am Acad Orthop Surg 20（10）：633-645
- [61] Sekiya JK，Kurtz CA（2005）Posterolateral corner reconstruction of the knee：surgical technique utilizing a bifid Achilles tendon allograft and a double femoral tunnel.Arthroscopy 21（11）：1400
- [62] Hughston JC，Eilers AF（1973）The role of the posterior oblique ligament in repairs of acute medial（collateral）ligament tears of the knee.J Bone Joint Surg Am 55（5）：923-940
- [63] McAllister DR，Miller MD，Sekiya JK，Wojtys EM（2009）Posterior cruciate ligament biomechanics and options for surgical treatment.Instr Course Lect 58：377-388
- [64] Edson C（2003）Postoperative rehabilitation of the multiple-ligament reconstructed knee.Oper Tech Sports Med 11（4）：294-301
- [65] Edson CJ（2001）Postoperative rehabilitation of the multiligament-reconstructed knee.Sports Med Arthrosc Rev 9（3）：247-254
- [66] Fanelli GC，Edson CJ（2002）Arthroscopically assisted combined anterior and posterior cruciate ligament reconstruction in the multiple ligament injured knee：2- to 10-year follow-up.Arthroscopy 18（7）：703-714
- [67] Kim KM，Croy T，Hertel J，Saliba S（2010）Effects of neuromuscular electrical stimulation after anterior cruciate ligament reconstruction on quadriceps strength，function，and patientoriented outcomes：a systematic review.J Orthop Sports Phys Ther 40（7）：383-391

第 15 章

慢性膝关节脱位的治疗

Pier Paolo Mariani

膝关节完全脱位不常见但是一种很严重的损伤。膝关节脱位发生在高能量机械损伤（摩托车或工业创伤）或低能量创伤（运动损伤）。血管神经损伤，并发骨折或全身性损伤，尤其是在高能量脱位中，对治疗是一种挑战。慢性膝关节脱位的原因有：①被忽视的低速脱位；②未处理的高能量脱位；③有一些因素延迟手术治疗。一些医生喜欢分两个阶段做手术：开放修复关节囊损伤后，至少3周行关节镜下前后交叉韧带重建手术。由于关节囊明显损伤会导致关节镜手术液体外渗，因此在前2周内应先行开放修复关节囊。关节镜下重建前后交叉韧带被推迟至关节囊修复愈合，且获得满意的活动度。

一、体格检查

体格检查通常会误导，尤其是当前后叉韧带和内外侧副韧带都损伤的病例。确定前后和内外侧中立位很困难，而且松弛试验通常很模糊，导致对损伤的误诊。通常情况下，松弛是全范围的，如果一侧间室的韧带撕裂，对侧韧带也会被拉伸。手术治疗必须兼顾每个方面的不稳定。多平面不稳，只重建单根韧带会导致持续性不稳。为了确定哪个韧带松弛或撕裂，透视下应力检查可能有帮助，但是我们更倾向于在关节镜下检查内侧或外侧的开口度（见下文）。韧带稳定性可以通过各种各样的试验来判断，但是这些试验具体描述不在本章介绍。这些不同的试验方法是为了定量胫骨前后方移位，我们更倾向于采用 Rolimeter（Aircast，Summit，USA）检测被动后方移位和 GNRB 系统（Genourob，Laval，France）判断前方移位，因为这些测量和临床查体相关性高。因为患者有膝关节脱位病史，因此血管神经评估很重要。腓总神经是最常损伤的神经，据报道发病率达 14%～25%。因此，必须全面进行神经系统检查，需要记录感觉和功能，此外要全面评估血管情况。

二、影像学检查

X 线片应该包括：①双膝前后位和侧位 X 线片；②双侧负重位屈曲后前位 X 线片；③应力位 X 线片判断后方和前方移位，可以采取以上其中一种检查方法。我们并不建议行内翻或外翻应力位 X 线片，因为经常会发生与标准检查相偏差。如果可以的话，应该在受伤后立刻行影像学检查，有助于判断脱位的类型和方向。在慢性脱位病例中，MRI 常规检查对术前计划很重要。除了可以发现软骨和半月板损伤，MRI 还可以提供损伤结构更详细的信息。

三、手术技巧

在膝关节多发韧带损伤的手术治疗中有两个重要的概念。首先，韧带修复和重建必须在原有韧带止点位置，且移植肌腱应该在股骨和胫骨的正常解剖止点。非解剖位置不能恢复膝关节的力学机制。第二个重要概念是需要重视每个损伤的结构。手术技术必须处理所有不稳定结构，重建一根或两根韧带不能恢复多方面的不稳，导致持续不稳，患者残疾。因此，术前计划很有必要。手术步骤总结在表15-1。

表15-1 韧带重建顺序总结

关节镜诊断和半月板软骨治疗

内侧皮肤切口

取肌腱

ACL胫骨骨道

PCL股骨骨道

PCL胫骨骨道

ACL股骨骨道

内侧重建

外侧皮肤切口

外侧重建

在完全伸直位和屈曲80°位拉紧PCL移植物

在接近完全伸直位拉紧ACL移植肌腱且固定

内侧和外侧固定

关闭切口

四、麻醉

在我们中心,术前更倾向于采用神经阻滞(股神经和坐骨神经),可以在术后第1天或第2天缓解疼痛。但是如果腓总神经瘫痪或疾病,则不提倡采用神经阻滞麻醉。

五、选择移植肌腱

考虑到做这种手术需要多根移植肌腱,选择异体肌腱合理有效。因为在我们国家,异体肌腱使用受到限制,在慢性脱位的病例中,我们被迫使用自体肌腱。尽管我们也考虑到了在同个膝关节获取两根或更多的肌腱，会导致供区问题。我们通常喜欢取同侧股四头肌腱或者骨-髌腱-骨用于PCL重建，同侧腘绳肌腱用来ACL重建，对侧肢体腘绳肌腱用于内侧或外侧重建。这些选择是可以互相改变的，主要是取决于解剖位置损伤的处理。当有异体肌腱使用时，这些选择则主要是取决于术者的习惯。他们的主要优点是减少已经损伤严重的膝关节供区并发症，缩短手术时间。

六、关 节 镜

对于急性或慢性脱位病例，患者平卧位在手术台上，膝关节屈曲70°～90°。简单的外侧支撑而不是周围腿部制动器用来控制手术侧大腿，可以使得膝关节活动更自由，而且如有必要时可以很容易移除。整个手术过程中都使用止血带，标准的关节镜检查关节内损伤。有5个常规手术入口：①外上入口用于出水；②前外侧入口刚好位于髌骨下极下方；③髌旁前内侧入口位于髌腱内侧；④后内侧入口位于股骨内髁后和关节线上方3cm方连接处；⑤后外侧入口位于股骨后外侧髁后缘和关节线上方1cm延长线上。最后一个入口有必要或入路有变时才使用。关节镜检查不仅可以评估关节软骨和半月板的情况，而且对于下一步手术计划很有必要性。不稳类型不断评估，并且和术前诊断相比较。更详细地讲，镜下可以观察到半月板胫骨或半月板股骨韧带撕裂的变化，评估半月板的胫骨止点位置或者股骨止点位置（半月板升高征），在之后的开放手术进行修复。关节囊瘢痕组织或残留组织也可以被看见。检查髁间窝，清除瘢痕组织。应该很小心地观察交叉韧带止点，尽量保留半月板股骨韧带，即使半月板股骨韧带通常撕裂或慢性脱位造成缺失，也应尽可能保留（图15-1）。可以很容易看见腘肌腱，评估它的张力，同时仔细观察其股骨止点。内侧或外侧间室大于1cm

第15章 慢性膝关节脱位的治疗

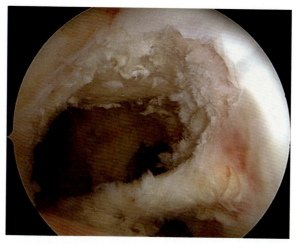

图15-1 关节镜观察股骨髁间切迹，在清除瘢痕组织保留板股韧带后，是"空的"

为不正常开口，被定义为"间隙试验"，在屈曲30°内翻/外翻应力间隙试验阳性，提示侧副韧带Ⅲ级损伤。

七、皮肤切口

手术切口的选择取决于韧带损伤的类型，通常损伤包括ACL、PCL和MCL或LCL。膝关节屈曲90°，在胫骨结节和内侧副韧带之间做一内侧弧形切口，向近端延长超过股骨内髁。这个手术入路可以用来取肌腱，重建ACL和PCL胫骨骨道、PCL股骨骨道，同时行MCL和POL重建手术。在关节镜下重建ACL/PCL手术后，如果有必要，在平行于髂胫束后缘做一外侧弧形切口。这个切口起于Gerdy近端远处，向近端延长至外侧肌间隙。切开两或三部分筋膜可以观察：①LCL腓骨和（或）股骨外上髁止点；②腘肌腱和PFL；③股二头肌腱；④腓总神经。在整个手术过程中，都要保护腓总神经。

如果患者有腓总神经损伤，我们在这个位置定位腓总神经，如果连续性存在，应进行减压。如果神经中断撕裂，我们考虑进一步神经修复或神经移植手术，因为如果行神经修复手术，功能康复时需要固定更长时间。

（一）ACL/PCL 重建手术

首先取自体肌腱，一位助手可以在旁边的手术台准备肌腱，术者继续关节镜手术。所有的移植肌腱都要保持湿润，直到被移植。我们使用单束和经胫骨关节镜下重建前后叉韧带。首先使用 Howell 胫骨导向器（Arthrotek，Warsaw，IN）钻取 ACL 胫骨骨道导针被留在骨道位置，然后钻取骨道避免液体外渗。对于 PCL 股骨骨道，我们只置入导针而不打钻。正确置入该导针位置很重要。对于单束重建 PCL，导针应该位于垂直（前面）的前外侧束中央。采用由内向外技术，很容易到达这个点，但是骨道角度过大容易出现"killer tunnel"危险。因此，我们更倾向于采用由外向内技术，但是为了尽可能达到这个垂直点（靠前），我们使用磨钻在关节软骨后方 5mm 顶端 12 点钟位置做一凹痕。这样，导向器顶端很容易置入正确的位置。导针顶端在膝关节屈曲 90°插入股内侧肌，在股骨外上髁和关节软骨之间。然后将注意力转移至 PCL 胫骨骨道。将镜头从 AL 位置转移到 PL 位置或 PM 入口，从对侧入口进行刨削。后方间隙使用 Ahn 介绍的方法进行清除。在 PCL 手术中，由对侧经膈膜建立入口可以减少神经血管损伤的危险，并可清晰看见 PCL 胫骨止点，操作空间更大。宽阔的视野保证持续在直视下准备胫骨骨道，更容易将移植肌腱穿过关节。此外，该技术不需要使用 70°镜头来观察后方间室。很容易辨认出 PCL 胫骨止点位置，骨膜下分离 PCL 残端纤维。辨认出后方胫骨切迹后，导向器从前内侧入口插入置于 PCL 足印前外侧束止点，位于胫骨中点关节软骨下方约 1.5cm（图 15-2）。通过后方入口监视，继续钻入导针直至看到它。如果导针需要重新定位，可以平行导针调整。在置入导针后，钻取骨道。两个胫骨骨道都在胫骨近端前内侧，但方向不同，应该避免骨道交叉。下一步，钻取 PCL 和 ACL 股骨骨道。用骨锉将所有骨道边缘磨光滑，软后穿过移植肌腱。首先穿过 PCL 移植肌腱，使得关节内通道更容易穿过。每一个移植肌腱牵拉时，避免过度拉伸和牵拉时间过长。目前，我们已经改变了我们的牵拉计划了。最近，我们在所有韧带重建后，将 ACL/PCL 移植肌腱拉紧，但是暂时不固定。首先在完全伸直位拉紧 PCL，然后将膝关节屈曲 70°固定，维持胫骨在中立位，内侧胫骨平台"正常"前方台阶。在 ACL 固定之前，我们从后方入口检查关节内接触的稳定性，恢复正

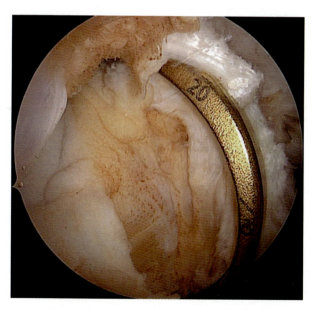

图 15-2　关节镜从后内侧入口观察，在后方胫骨切迹置入导向器

常半月板。然后,在膝关节接近完全伸直位拉紧固定 ACL。固定的方法选择取决于移植物的类型。

(二) MCL/POL 重建

解剖重建应该从深层结构至浅层结构,从后方至前方。最深层组织包括半月板胫骨和半月板股骨韧带。如果它们在关节镜检查时发现松弛,应该在膝关节完全伸直时采用缝合锚钉重新拉紧。如果有可能的话,采用半腱肌修复 MCL。半腱肌肌腱远端止点处保留,在肌腱的末端锁边缝合以便在浅层下穿过。辨认出 MCL 在股骨的解剖止点,通过试验确定等长点。在股骨正确止点确定后,一根尾端带眼的导针横行钻入股骨,根据双股肌腱的直径钻取 25~30mm 长度的半骨道。在导针针眼穿过缝线,将移植肌腱穿过股骨骨道,使用界面螺钉固定。当插入界面螺钉时,膝关节应该屈曲30°并给予内翻应力。移植肌腱的游离部分采用永久性缝合方法缝合到半腱肌的止点位置。另外一种方法是"双股技术"重建 POL 功能。在胫骨内髁后角从前往后钻取骨道,出口在胫骨平台下方 10mm。移植肌腱的游离末端从股骨髁通过后方胫骨骨道开口穿过,并用界面螺钉固定(图 15-3)。也有介绍采用异体肌腱的类似技术。如果残留的 POL 组织足够的话,在后内侧关节囊 MCL 后缘和 POL 前缘之间做一直切口。通过采用叠瓦状褶式缝合 POL 至 MCL 或者使用锚钉重建股骨或胫骨止点,消除股骨或胫骨残端。

(三) LCL/PL 重建

对于后外侧损伤的手术方法大致可分为以腓骨为基底或以胫骨为基底的手术。一腓骨为基底重建手术主要是用于内翻松弛,通过腓骨头斜行钻取腓骨骨道(前外侧向后内侧),刚好

第15章 慢性膝关节脱位的治疗

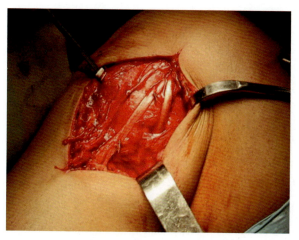

图 15-3 采用半腱肌肌腱重建内侧副韧带浅层和后斜韧带

位于 LCL 止点的远端。通过股二头肌长头和 LCL 止点之间的滑囊很容易辨认腓骨头的位置。通过髂胫束在股骨外髁 LCL 起点做一切口，稍微向股骨外髁近后方显露。现在有两种选择：①将移植肌腱向上拉，通过带线导针建立一个 6～7mm 骨道（长度 25～30mm 以避免破坏骨道），采用界面螺钉固定；②采用螺钉将移植肌腱固定到股骨外髁，采用标准的韧带固定垫片固定到 LCL 止点。以胫骨为基底手术尝试着重建 FCL，腘肌腱和腘腓韧带解剖起止点，减少旋转松弛。使用移植肌腱从在胫骨后外侧髁的钻孔开口到腘肌腱在股骨止点处穿过，重建腘肌腱。采用移植肌腱从腓骨近端后方向腘肌腱在股骨外髁的止点方向穿过，重建腘腓韧带。选择哪种手术方法是以术前检查、手术时候软组织质量，关节镜评估为参考的。文献报道了采用不同移植肌腱和不同固定方法的手术技术。我们最常采用的外侧重建手术是自体半腱肌肌腱"8"字技术（图 15-4）和两个尾端（腓骨头和胫骨近端）技术用于后外侧重建。当腘

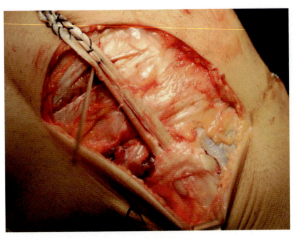

图 15-4 采用半腱肌肌腱在股二头肌腱和髂胫束下方穿过,重建外侧副韧带。克氏针位于外侧副韧带股骨端原来的止点

肌腱似健康,后外侧关节囊仅被拉伸(如内翻试验阳性和后外侧抽屉试验和钟面试验阴性),我们采用以腓骨为基底的重建手术。另一种方法是,当无法获得自体肌腱时(因为我们已经用它来重建内侧了),可以将股二头肌腱劈下来转移用于重建FCL。后外侧结构松弛但仍然完整时,可以采用缝合锚钉紧张修复。PL重建时在膝关节屈曲30°内旋或中立位时拉紧并且固定。

八、康复锻炼

在手术结束时,松止血带,确定远端动脉搏动。敷料包扎,下肢垫好长腿石膏固定。我们放置两根引流管,一根在关节内,一根在皮下,用于防止血肿形成。

康复训练计划应该根据具体手术和医生的习惯个体化实施。关于康复的快慢,文献上并没有一致意见,因此报道了各种不同的康复计划。早期愈合阶段应该保护移植肌腱,但这必须考虑到关节纤维化僵直风险,这是文献上报道过的并发症。在我们的康复计划中,膝关节完全伸直位 4 周或 6 周,但是在术后第一周或第二周允许有一定范围活动度。如果行外侧重建手术,术后 6 周内不允许负重,为的是避免这些结构的受到过分应力。但是,术后 4 周内,可以逐渐的扶拐部分负重。在股四头肌功能重建建立后,开始渐进性闭链力量训练。只要力量足够,本体感觉恢复,活动度好,患者在术后第 9 个月可以重返运动或剧烈体力劳动。在整个康复过程中,应该门诊随访,功能和影像学复查,包括复查 MRI。

(傅仰木 译 李众利 校)

主要参考文献

[1] Delos D, Warren RF, Marx RG (2010) Multiligament knee injuries and their treatment.Oper Tech Sports Med 18: 219-226

[2] Stannard JP, Brown SL, Farris RC, McGwin G Jr, Volgas DA (2005) The posterolateral corner of the knee: repair versus reconstruction.Am J Sports Med 33: 881-888

[3] Stannard JP, Bauer KL (2012) Current concepts in knee dislocations: PCL, ACL, and medial sided injuries.J Knee Surg 25: 432-456

[4] Levy BA, Dajani KA, Morgan JA, Shah JP, Dahm DL, Stuart MJ (2010) Repair versus reconstruction of the fi bular collateral ligament and posterolateral corner in the multiligamentinjured knee.Am J Sports Med 38: 804-809

[5] Levy BA, Krych AJ, Shah JP, Morgan JA, Stuart MJ (2010) Staged protocol for initial management of the dislocated knee.Knee Surg Sports Traumatol Arthrosc 18: 1630-1637

[6] Bin SI, Nam TS (2007) Surgical outcome of 2-stage management of multiple knee ligament injuries after knee dislocation.Arthroscopy

23：1066-1072

[7] Ohkoshi Y, Nagasaki S, Shibata N, Yamamoto K, Hashimoto T, Yamane S (2002) Two-stage reconstruction with autografts for knee dislocations.Clin Orthop Relat Res 398：169-175

[8] Lefevre N, Bohu Y, Naouri JF, Klouche S, Herman S (2013) Validity of GNRB arthrometer compared to Telos in the assessment of partial anterior cruciate ligament tears.Knee Surg Sports Traumatol Arthrosc.doi：10.1007/s00167-013-2384-4

[9] Twaddle BC, Bidwell TA, Chapman JR (2003) Knee dislocations: where are the lesions? A prospective evaluation of surgical findings in 63 cases.J Orthop Trauma 17：198-202

[10] Niall DM, Nutton RW, Keating JF (2005) Palsy of the common peroneal nerve after traumatic dislocation of the knee.J Bone Joint Surg Br 2005：664-667

[11] Cush G, Irgit K (2011) Drop foot after knee dislocation: evaluation and treatment.Sports Med Arthrosc Rev 19：139-146

[12] Fanelli GC, Edson CJ, Reinheimer KN, Garofalo R (2007) Posterior cruciate ligament and posterolateral corner reconstruction.Sports Med Arthrosc 15：168-175

[13] Fanelli GC, Tomaszewski DJ (2007) Allograft use in the treatment of the multiple ligament injured knee.Sports Med Arthrosc Rev 15：139-148

[14] Fanelli GC, Edson CJ, Beck JD (2010) How I treat the multiple-ligament injured knee.Oper Tech Sports Med 18：198-210

[15] Shapiro MS, Freedman EL (1995) Allograft reconstruction of the anterior and posterior cruciate ligaments after traumatic knee dislocation.Am J Sports Med 23：580-587

[16] Feng H, Zhang H, Hong L, Wang XS, Zhang J (2009) The "lateral gutter drive-through" sign: an arthroscopic indicator of acute femoral avulsion of the popliteus tendon in knee joints.Arthroscopy 25：1496-1499

[17] Noyes FR, Barber-Westin SD, Hewett TE (2000) High tibial

osteotomy and ligament reconstruction for varus angulated anterior cruciate ligament-defi cient knees.Am J Sports Med 28：282-296

[18] LaPrade RF（1997）Arthroscopic evaluation of the lateral compartment of knee with grade 3 posterolateral knee complex injuries.Am J Sports Med 25：596-602

[19] Terry GC，LaPrade RF（1996）The posterolateral aspect of the knee. Anatomy and surgical approach.Am J Sports Med 24：732-739

[20] Ahn JH，Chung YS，Oh I（2003）Arthroscopic posterior cruciate ligament reconstruction using the posterior trans-septal portal. Arthroscopy 19：101-107

[21] Markolf KL，O'Neill G，Jackson SR，McAllister DR（2003）Reconstruction of knees with combined cruciate defi ciencies.A biomechanical study.J Bone Joint Surg Am 85：1768-1774

[22] Yoshiya S，Kuroda R，Mizuno K，Yamamoto T，Kurosaka M（2005）Medial collateral ligament reconstruction using autogenous hamstring tendons：technique and results in initial cases.Am J Sports Med 33：1380-1385

[23] Kim SJ，Lee DH，Kim TE，Choi NH（2008）Concomitant reconstruction of the medial collateral and posterior oblique ligaments for medial instability of the knee.J Bone Joint Surg Br 90：1323-1327

[24] Lind M，Jakobsen BW，Lund B，Hansen MS，Abdallah O，Christiansen SE（2009）Anatomical reconstruction of the medial collateral ligament and posteromedial corner of the knee in patients with chronic medial collateral ligament instability.Am J Sports Med 37：1116-1122

[25] Borden PS，Kantaras AT，Caborn DNM（2002）Medial collateral ligament reconstruction with allograft using a double bundle technique. Arthroscopy 18：1Y6

[26] Fanelli GC，Harris JD（2007）Late medial collateral ligament reconstruction.Tech Knee Surg 6：99-105

[27] Larson R（2001）Isometry of lateral collateral and popliteofi bular ligaments and techniques for reconstructions using a free

semitendinosus tendon.Oper Tech Sports Med 9: 84-90

[28] Fanelli GC, Larson RV (2002) Practical management of posterolateral instability of the knee.Arthroscopy 18 (2 Suppl 1): 1-8

[29] LaPrade RF, Johansen S, Wentorf FA, Engebretsen L, Esterberg JL, Tso A (2004) An analysis of an anatomical posterolateral knee reconstruction.An in vitro biomechanical study and development of a surgical technique.Arthroscopy 32: 1405-1414

[30] LaPrade RF, Wentorf F (2002) Diagnosis and treatment of posterolateral knee injuries.Clin Orthop Relat Res 402: 110-121

[31] LaPrade RF, Ly TV, Wentorf FA, Engebretsen L (2003) The posterolateral attachments of the knee: a qualitative and quantitative morphologic analysis of the fibular collateral ligament, popliteus tendon, popliteofibular ligament, and lateral gastrocnemius tendon. Am J Sports Med 31: 854-860

[32] Sekiya JK, Kurtz CA (2005) Posterolateral corner reconstruction of the knee: surgical technique utilizing a bifid Achilles tendon allograft and a double femoral tunnel.Arthroscopy 21: 1400

[33] Jung YB, Jung HJ, Kim SJ et al (2008) Posterolateral corner reconstruction for posterolateral rotatory instability combined with posterior cruciate ligament injuries: comparison between fibular tunnel and tibial tunnel techniques.Knee Surg Sports Traumatol Arthrosc 16: 239-248

[34] Arciero RA (2005) Anatomic posterolateral corner reconstruction. Arthroscopy 21: 1147

[35] Zhao J, He Y, Wang J (2006) Anatomical reconstruction of knee posterolateral complex with the tendon of the long head of biceps femoris.Am J Sports Med 34: 1615-1622

[36] Sigward SM, Markolf KL, Graves BR, Chacko JM, Jackson SR McAllister DR (2007) Reconstruction femoral fixation sites for optimum isometry of posterolateral reconstruction.J Bone Joint Surg Am 89: 2359-2368

[37] Noyes FR, Barber-Westin SD (1997) Reconstruction of the anterior

and posterior cruciate ligaments after knee dislocation: use of early postoperative motion to decrease arthrofi brosis.Am J Sports Med 25: 769-778

[38] Fanelli GC (2008) Posterior cruciate ligament rehabilitation: how slow should we go? Arthroscopy 24: 234-235

[39] Stannard JP, Brown SL, Robinson JT, McGwin G Jr, Volgas DA (2005) Reconstruction of the posterolateral corner of the knee.Arthroscopy 21: 1051-1059

[40] LaPrade RF, Johansen S, Agel J, Risberg MA, Moksnes H, Engebretsen L (2010) Outcomes of an anatomic posterolateral knee reconstruction.J Bone Joint Surg Am 92: 16-22

[41] Edson CJ (2001) Postoperative rehabilitation of the multiligament-reconstructed knee.Sports Med Arthrosc 9: 247-254

[42] Fanelli GC, Edson CJ (2002) Arthroscopically assisted combined anterior and posterior cruciate ligament reconstruction in the multiple ligament injured knee: 2- to 10-year follow- up.Arthroscopy 18: 703-714

[43] Almekinders LC, Dedmond BT (2000) Outcomes of the operatively treated knee dislocation.Clin Sports Med 19: 503-518

第 16 章

术后治疗：康复

Ozgur Ahmet Atay, Senol Bekmez,
Mehmet Ayvaz, and Gul Baltaci

膝关节多发韧带损伤（MLKI）是复合损伤，通常并发胫股关节脱位，这种损伤通常发生在高能量机制下，对于病人可能是灾难性的。目前的治疗方法是手术干预，目的是韧带解剖修复或重建。治疗的目的是重新获得受伤前运动水平。康复是治疗取得成功的绝对重要因素。然而，很难对膝关节多发韧带损伤建立详细的功能康复计划。相反，在医生、患者及康复训练团队之间密切沟通，对于制订个体化功能康复计划很重要。康复计划应该关注促进愈合，减少疼痛和肿胀，恢复活动度（ROM），提高肌肉力量和耐受力，增强本体感觉。功能康复在术后早期尽可能早开始，同时要关注重建或修复后软组织的稳定性。冰敷和电刺激对于每个训练阶段都是很重要的，特别是功能康复的开始阶段，可以减轻疼痛和炎症反应，增加股四头肌力量。由于损伤的复杂性，多韧带损伤的康复方法应该比那些单纯 ACL 损伤的康复方法更加保守。

ACL/PCL/后外侧角和（或）内侧重建术后目前康复指南，采用四阶段，约 1 年时间（表 16-1）。

表 16-1 MLKI 康复阶段

时间（周）	活动目标
0～6	减轻疼痛，休息，冰敷，抬高患肢
	恢复肌肉，股四头肌/腘绳肌次全等长收缩（不痛的情况下）
	采用瑞士球电刺激
	绑带和（或）支具保持膝关节伸直
	活动瘢痕组织
6～10	单腿站立平衡和重量转移
	轻柔股四头肌，腘绳肌活动和腓肠肌伸展
	弹力健身绳练习髋部力量和膝关节稳定性
	提高膝关节力量：半蹲（30°～60°～90°）
	站立位肌肉电刺激（20min）
10～24	在平板上恢复神经肌肉的平衡-协调运动
	下蹲 45°练习
	骑车、慢跑、游泳，训练心血管耐受力
	使用等速系统恢复正常膝关节力量
	半蹲，腘绳肌腱练习、弓步、压腿
28～52	重返赛场，特别运动操练，功能测试，等速评估

一、阶段 1（0～6 周）

开始治疗阶段包括形态学，如负重活动达到正常步态，股四头肌力量恢复，柔和的膝关节拉伸恢复屈曲活动度。应该严格遵循以下原则：家庭训练计划包括冰敷，腓肠肌和腘绳肌拉伸，足跟滑动，股四头肌训练，直腿抬高（SLR）训练。软组织愈合早期阶段训练方法是等长训练包括股四头肌，腘绳肌腱和腓肠肌组等长收缩。其他手段如电刺激干预，冷冻疗法，压迫和非甾体类消炎药物，用于减少疼痛和肿胀。电刺激是重新获得股四头肌力量的一种辅助手段。

术后早期延长固定，引起关节周围粘连和关节纤维化，会导致活动度减少，关节软骨损伤，肌肉萎缩以及失用性骨质疏松。因此，髌骨活动和股四头肌力量和拉伸练习，应该在疼痛和伤口渗出允许的情况下，尽快进行。同样是为了避免屈曲挛缩，完全被动伸直应该在术后早期就达到，特别注意不要损伤重建的组织。

功能康复早期阶段要达到一项重要目标是，提高受伤之前的本体觉和运动觉。损伤的侧副韧带或叉韧带的机械性感受器，不能再次长入移肌腱。而特别训练可以帮助代偿机械感受器完整性。达到这种目的的训练有很多，如关节角度的反复屈伸训练、重新产生关节活动止点感的训练、摆动训练。

在一篇文献综述中提到，连续被动活动除了可能缓解疼痛外，不能为 ACL 重建手术提供有利帮助。相似地，Smith 和 Davies 认为，接受连续被动活动与否的患者，在关节松弛，功能结果，术后并发症，影像学改变，瘀斑和肌肉萎缩方面，没有显著差异性。尽管没有足够证据证明连续被动活动的优越性，它还是可以在术后立即使用，可以减少术后疼痛。

（一）早期负重

术后 4 周内必须严格避免负重。此外，当疼痛和肿胀减轻，活动度和神经肌肉控制改善后，依从性好的患者可以逐渐部分负重。愈合时间，从 6～12 周，主要取决于固定的类型，因为固定类型决定了需要保护多长时间。单一韧带损伤重建术后负重的时间和负重量比较明确。Wright 等研究对比了 ACL 重建术后立即负重和延迟负重的区别。并没发现早期负重会影响稳定性或功能，他们认为早期负重可以减少膝前痛的发生。内侧副韧带（MCL）修复，术后前 3 周建议不要负重，3 周后开始部分负重。然而，MCL 损伤或修复早期负重的影响还不清楚。尽管关于 PCL 术后的证据很少，仍然推荐 PCL 术后 2～4 周才开始部分负重，为的是保护愈合结构。

膝关节多发韧带重建的病例中，术后第一周不能负重，术后前 6 周内限制部分负重。膝关节多发韧带手术早期负重的影响并不清楚，然而 ACL 重建早期负重是安全的，对稳定性或功能并没有决定性影响。

（二）膝关节支具

我们推荐术后 6 周采用膝关节支具锁定在伸直位保护。1 周后，允许不负重情况下限制性屈曲。因为膝关节屈曲超过 100°可能会增加 PCL 牵拉力，膝关节康复第一阶段屈曲角度应限制在 90°。尽管许多研究表明急性 ACL 损伤早期治疗佩戴支具或 ACL 松弛预防性佩戴支具，是有效的；但是，系统性综述并没有证据支持 ACL 重建术后需要常规使用支具。然而，最近研究表明将近 50%～60% 骨科医生在 ACL 重建术后早期仍然使用支具固定。

在 PCL 重建术后的治疗中，术后 2～4 周经典使用铰链支具固定在完全伸直位，避免重力作用和腘绳肌腱牵拉作用。然而，目前没有证据显示支具可以预防胫骨向后移位。

支具对于 MCL 严重 Ⅱ 级和 Ⅲ 级撕裂或 MCL 手术是有利的。术后 3 周采用长腿铰链支具固定，可在 30°～90°活动，术后 6 周逐渐脱开支具。

（三）即刻活动与延迟活动

最近研究表明，ACL 和 PCL 重建术后早期活动可以获得成功的结果。Beynnon 等总结了 5 项随机对照研究，对比了

ACL 重建术后膝关节立即活动和延迟活动。作者认为 ACL 重建术后早期关节活动对于疼痛缓解，减少关节软骨变化不良反应，帮助预防瘢痕和关节囊挛缩（这些有可能会限制关节活动）是有帮助的。Harner 等推荐Ⅲ级 PCL 损伤固定在伸直位 2～4 周，维持胫骨后移，减少后坠，限制对 PCL 和后外侧角结构的损伤力量。对于 PCL 重建术后也是同样的建议。

二、阶段 2（6～10 周）

在这个阶段，膝关节支具打开，允许完全屈曲。允许患者扶拐保护性负重，现以接近体重的 20% 负重。此后，每周负重可增加 20%，直到术后第 10 周完全负重。任何残留的屈曲挛缩可以引起伸直装置激惹。尽管这时候已经不再使用拐杖了，还是建议使用专门用于多向不稳的支具，可以提供前后内外的稳定性，保护膝关节。

在这个阶段，膝关节伸直的目标是获得和维持生理性后伸，因为主动中立位伸直必须达到，才能进行完全负重。术后 8～12 周，逐渐被动屈曲达到和对侧一样。这可以使得移植肌腱和其他组织适应长度变化。为了不引起移植肌腱早期失效，直到术后第 10 周结束，才鼓励患者屈曲超过 90°。术后 12 周，即使对于高要求活动的患者来时，屈曲 125° 也已经足够了。

（一）神经肌肉再训练

神经肌肉再教育或神经肌肉（本体感觉）训练被定义为与多关节神经肌肉记忆痕迹相关的运动训练进程，记忆痕迹指复合关节稳定性、加速、减速和运动觉，通过从单平面低强度进展到多平面高强度的间歇训练。Cooper 等研究了 ACL 松弛个体使用本体觉和传统的力量训练。ACL 松弛患者，对比传统力量训练后，发现神经肌肉训练在肌肉力量、主观评分、单腿跳跃试验方面，多有少许改进。

本体觉和运动觉训练应该系统序贯渐进性进行。部分负重逐渐过渡到完全负重，双腿训练逐渐过渡到单腿，单平面倾斜平板训练多度到多平面，和睁眼训练过渡到闭眼训练。本体觉神经肌肉训练可以促进腘绳肌和股四头肌训练（图16-1），提

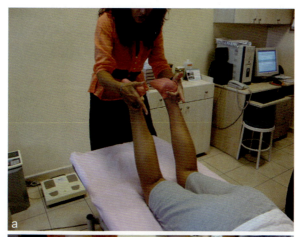

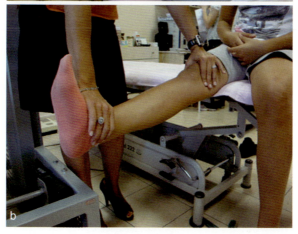

图16-1　a、b.促进腘绳肌和股四头肌神经肌肉本体觉

高渐进性抗阻力和平衡协调,对于多发韧带损伤缓解疼痛和提高生活质量是有效的。

(二)股四头肌力量

功能位负重后,应该立即开始闭链训练包括倚墙下滑,短弧半蹲,多方向上台阶,压腿,半蹲,跳跃。如果存在髌股关节疾病,应该避免开链训练。在阶段 2,我们推荐循序渐进训练结合等长训练,进行性对抗练习、平衡训练、运动觉能力、协调训练和本体觉训练。使用弹力健身绳进行牵拉和力量训练可以达到疼痛缓解,功能恢复的作用(图 16-2)。进行性对抗训练可以增加力量,能量和耐受力。这些训练 3 组重复 10 次。第一组是最大负重的 50% 重复 10 次,第二组是 75% 负重,第三组是 100% 负重(RM)。

应该考虑进行离心运动,增加肌肉力量和功能。Gerber 等评估随访了 ACL 重建术后 1 年早期进行离心运动的效果。注意到离心运动组术后 1 年患肢膝关节伸直力量和功能恢复较训

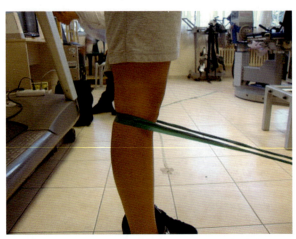

图 16-2 采用弹力健身绳(TheraBand)训练膝关节伸直股四头肌力量

练前水平有改进，然而在标准组没有变化。临床医师也同时考虑对 PCL 损伤的患者进行离心半蹲训练计划，增加肌肉力量和功能。MacLean 等评估了家庭离心训练计划的有效性，在 PCL 损伤的运动员患者，可以提高力量，膝关节功能和改善症状。膝关节功能和症状超过 12 周都改善了。在离心训练中，患者股四头肌明显提高离心力矩。

（三）肌肉贴带（Kinesio Taping）

肌肉贴带的应用是康复锻炼中越来越流行的方法，可以预防运动损伤，被推荐用于缓解隐性疼痛。肌肉贴带具有理疗作用，包括减少疼痛或不正常的感觉，支持肌肉活动，消除淋巴肿胀或皮下血肿，以及矫正关节力线。应用肌肉贴带后，捆扎的部位皮肤将被拉起，可以增加皮肤和肌肉之间的空隙。一旦皮肤被分离了，可以促进血流和淋巴回流。我们推荐在术后使用肌肉贴带，可以缓解急性疼痛和术后不适（图 16-3）。

三、阶段 3（10 周～6 个月）

这个阶段的康复计划主要集中在提高活动度和增加股四头肌力量。这个阶段关节活动度目标是将近 120°。推荐闭链训练增加本体感觉。开链训练是股四头肌力量训练的一种高级理疗方法，应该在重建术后至少 4 个月开始。开链训练应该特别注意，避免膝前疼痛炎症反应，这可能会改变康复计划的进展。然而，对抗训练应该限于身体重量，并且限制在膝关节屈曲 60°。对抗训练应该包括轴心训练和离心训练，可以改善活动功能。需要恢复各种功能的动态稳定性，需要恢复各种活动功能的，主要是通过股四头肌、腘绳肌和腓肠肌群来维持的。如果患者活动中和活动后疼痛，肿胀和不舒服都消失了，我们推荐在康复计划中增加回旋、扭转、跳跃

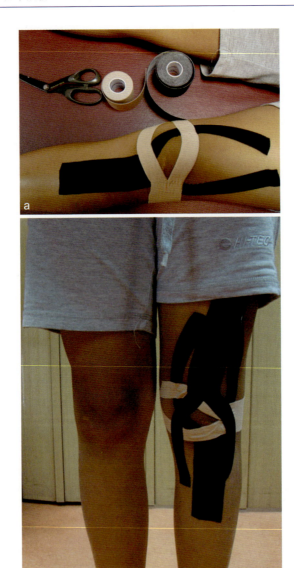

图 16-3　a、b. 肌肉贴带用于股四头肌和股内侧肌，机械矫正髌骨和韧带

和跑步。此外，应开始采用平衡板，蹦床垫和跳绳，进行更多功能活动和本体感觉训练。一旦患者成功的改善股四头肌力量，可以在术后第 5 个月进行直线慢跑。

四、阶段 4（28～52 周）

6～9 个月，可以开始行非直线方向跑步和低强度剪切活动。也应该开始单纯腘绳肌非对抗训练或双腿或单腿强化训练。因此，康复策略如微动训练，强化训练，高敏操练和人类工程学 / 专业模拟运动，获得了可控的临床环境，从而产生可以减少稳定性的力量。股四头肌的目标力量应该至少达到没受伤一侧的 90%。尽管进行了进行性 ROM 训练，但是通常还是会出现最后屈曲 10°～15°丢失。任何关节疼痛和肿胀都应该被仔细监控，减少潜在损伤的风险，以最终获得完全屈曲。完成康复计划，重返体力劳动或运动赛场，都应该在术后 9 个月末获得。应该以评估患者的行为活动的客观测量作为是否能够重返赛场的基础。一步一步的功能试验规则用来评估患者康复计划的进展。预防性使用支具存在争议，但是我们建议术后 18 个月使用，尤其是当重返赛场时候需要使用。

五、结 论

总之，由于膝关节多发韧带损伤的复杂性和罕见性，并没有关于理想康复指南的随机对照研究。因此，康复计划应该个体化，满足患者特定需要。总体上，即使在这种复杂的条件下，系统的和以患者为基础的康复原则可以获得一个较好的结果。如果患者很快重返赛场，我们会进行一些功能测试，如单腿跳跃和跳跃试验，这些可以判断神经肌肉控制，力量，能力和膝关节最重要的稳定性。应该根据患者个体能力，对重复次数，频率，对抗重量练习进行调整。说服医生、理疗师、运动训练师、教练和运动员很重要,在治疗和训练计划中实行主动预防措施,这样可以减少损失和再损伤风险,增强运动能力。

(傅仰木　周　巍　译　李众利　校)

主要参考文献

[1] Irrgang JJ, Fitzgerald GK (2000) Rehabilitation of the multiple-ligament-injured knee.Clin Sports Med 19 (3): 545-571

[2] Edson CJ, Fanelli GC, Beck JD (2011) Rehabilitation after multiple-ligament reconstruction of the knee.Sports Med Arthrosc Rev 19: 162-166

[3] Snyder-Mackler L, Ladin Z, Schepsis AA et al (1991) Electrical stimulation of the thigh muscles after reconstruction of the anterior cruciate ligament: effects of electrically elicited contraction of the quadriceps femoris and hamstring muscles on gait and on strength of the thigh muscles.J Bone Joint Surg 73A: 1025-1036

[4] Fitzgerald GK, Axe MJ, Snyder-Mackler L (2000) The efficacy of perturbation training in nonoperative anterior cruciate ligament rehabilitation programs for physically active individuals.Phys Ther 80: 128-140

[5] Wright RW, Preston E, Fleming B (2008) A systematic review of anterior cruciate ligament reconstruction rehabilitation: part I: continuous passive motion, early weight bearing, postoperative bracing, and home-based rehabilitation.J Knee Surg 21: 217-224

[6] Smith T, Davies L (2007) The efficacy of continuous passive motion after anterior cruciate ligament reconstruction: a systematic review. PhysTher Sport 8: 141-152

[7] Lutz GE, Palmitier RA, An KN (1993) Comparison of tibiofemoral joint forces during open and closed kinetic chain exercises.J Bone Joint Surg 75 (5): 732-739

[8] Shelburne KB, Torry MR, Pandy MG (2005) Muscle, ligament, and joint-contact forces at the knee during walking.Med Sci Sports Exerc 37: 1948-1956